W0173163

CHAKREN

SELBSTHEILUNGSKRÄFTE AKTIVIEREN

Mit Chakra, Achtsamkeit und Meditation drittes Auge öffnen, Stress bewältigen und Charisma entwickeln. Mehr Gesundheit, Energie und Glück für Körper & Geist

Herzlichen Dank für den Kauf des Buches. Wir wünschen Ihnen gemütliche Stunden wie auch Spaß beim Lesen.

Wir möchten Sie bitten, eine ehrliche und aufrichtige Meinung abzugeben. Das hilft ungemein weiter und lässt uns nachfolgende Projekte besser gestalten.

Bücher sind nach wie vor ein Mehrwert und durch nichts in unserer heutigen Zeit und unserer Gesellschaft zu ersetzen.

Zu verdanken haben wir diesen Fortschritt und das gedruckte Buch an sich Johannes Gutenberg, der im Jahr 1452 damit begann, ein Buch zu drucken und gesagte Worte und Ideen auf Papier brachte. Aber auch schon in der Antike reiften die ersten Bücher von Hand geschrieben. Seit dem 3. Jahrtausend v. Chr. im antiken Ägypten, wurde Papyrus (Zypressengras) als Beschreibstoff hergestellt. Die Geschichte der Menschheit in verewigter Form entstand.

Wir freuen uns, Ihnen das Thema Chakren auf unsere Art und Weise vorzustellen und sagen ein recht herzliches Dankeschön für Ihr entgegengebrachtes Interesse und Vertrauen.

Über die Autoren

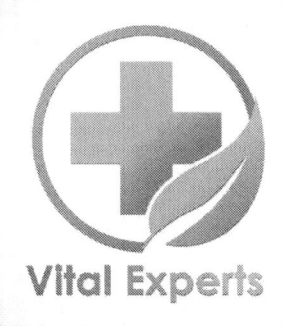

Wir sind ein Team aus 4 Ernährungsberater/in und haben im Jahr 2015 das Unternehmen Vital Experts gegründet. Wir alle haben den gleichen beruflichen Werdegang. Vom Profi Sport im Bereich Fitness und Krafttraining bis hin zu gelernten Ernährungs- und Gesundheitsberatern/in sowie Homöopathen. Wir arbeiten seit vielen Jahren schon zusammen in einem Team und helfen Menschen bei ihren Problemen. Egal ob es um Gesundheit, Heilung, Sport, Abnehmen oder allgemein um die Ernährung geht, wir helfen gerne weiter. Um auch andere daran teilhaben zu lassen, bieten wir eine Auswahl an Sachbüchern im Bereich Gesundheit und Selbstheilung an. Egal ob Sie sich gerade erstmalig mit diesen Themen auseinandersetzen oder bereits zu den Fortgeschrittenen zählen, diese Bücher zeigen umfangreiche, detaillierte und sofort einsetzbare wissenschaftlich fundierte Tipps und Tricks von Experten, damit auch Sie in kürzester Zeit an Ihre Ziele gelangen!

Möchten Sie mehr über uns und unsere weiteren Bücher erfahren? Dann besuchen Sie uns gerne auf unserer Autorenseite unter **"Vital Experts"** bei Amazon.

INHALT

Chakren – energetische Zentren

I n diesem Buch erklären wir, wie wir mithilfe der Chakraarbeit, gewisse Blockaden und die damit zusammenhängenden psychischen und auch physischen Probleme, lösen können. Damit wir allerdings in der Lage sind, dies zu tun, müssen wir uns erst einmal mit den Themen, wie zum Beispiel der Frage „Was ist ein Chakra?" und der Chakraarbeit auseinandersetzen. Es stellt sich die Frage, was sind Chakren eigentlich genau und wo befinden sie sich in unserem Körper? Sind sie starr an einer Position oder sind sie frei beweglich in unserem Körper?

Dies und vieles mehr erfahren wir hier in diesem Buch. Die Chakren spielen in der ganzheitlichen Heilkunde schon seit Jahrtausenden eine sehr große und wichtige Rolle. Doch wieso ist das so? Nun, der menschliche Körper besteht, wie alles in unserem Universum, aus Licht und Energie. Wir können mithilfe der feinstofflichen Energiekörper und bestimmten Methoden und Ansätzen auch in Form der Energiearbeit unsere Chakren positiv beeinflussen. Doch welche genauen Aufgaben haben die Chakren überhaupt und wie viele gibt es? Im Laufe der Zeit haben sich in verschiedenen Kulturen und Religionen unterschiedliche Chakrensysteme entwickelt. Das bekannteste System ist allerdings unser 7-Chakren-System. Bekannt ist dies vor allem aus dem Bereich des Yoga und der Meditation.

Welche weiteren Chakren und dazugehörigen Systeme es gibt und wo die Unterschiede sind, erfahren wir hier. Aufgrund ihrer Energie stehen die Chakren in ständiger Resonanz zueinander, aber auch zu allen anderen Dingen, von denen Energie ausgeht. So werden beispielsweise in der Heilkunde Edelsteine und Klänge eingesetzt, um Blockaden zu lösen. Hier in diesem Buch liegt das Hauptaugenmerk auf der Chakraarbeit. Wie

wir also am besten mit ihnen arbeiten, sie lockern und unterstützen können wird hier ausführlich beschrieben. Es gibt unterschiedliche Ansätze
und Methoden, um mit unseren Chakren zu arbeiten. Vor allem jedoch die
Meditation spielt im Bereich der Chakraarbeit eine sehr große Rolle.
Durch diese ist es uns ebenso möglich, unseren Geist zu reinigen, Blockaden und die daraus entstehenden Probleme zu beseitigen und in Zukunft
positiver, energiegeladener zu sein und unser Bewusstsein soweit es geht
weiterzuentwickeln und wachsen zu lassen.

Was sind eigentlich Chakren?

In unserem Körper befinden sich feinstoffliche Energieströme, die auch Nadis genannt werden. Diese Energieströme kreuzen sich im Körper an sogenannten Knotenpunkten und bilden so energetische Zentren. Diese energetischen Zentren werden Chakren genannt. Die sieben Hauptchakren besitzen in der Chakrenlehre die größte Bedeutung. Sie stehen für alle Themen unseres Lebens. Doch neben diesen sieben Hauptchakren gibt es noch viele weitere.

Die Bezeichnung Chakra ist ein Sanskrit und steht für die Worte Kreis, Rad oder Diskus. Sie befinden sich in einer ständigen kreisförmigen Bewegung, wodurch die Energie in die Mitte der Chakren, also ins Chakrainnere, hineingezogen wird. Jedes einzelne Chakra schwingt in einer anderen Farbe und besitzt einen anderen körperlichen Bezug. Die unteren Chakren schwingen langsamer als die oberen und sind unseren Emotionen und Grundbedürfnissen zugeordnet. Die Oberen schwingen schneller und dienen den spirituellen Fähigkeiten. Die Chakren sind also rotierende und feinstoffliche Energiewirbel, die sich an der Vorder- sowie an der Rückseite unseres Körpers befinden.

Entlang unseres zentralen Energiekanals befinden sich unsere Chakren. Jedes einzelne Chakra durchdringt den physischen Körper und verbindet diesen mit unserem feinstofflichen Körper. Demnach sind die Chakren dafür zuständig, dass unser physischer Körper, aber auch unser feinstofflicher Körper, mit Energie versorgt wird. Des Weiteren dienen sie als Kommunikatoren und Energieventile zwischen der Kundalinienenergie, den Energiekörpern und einem weiteren Teil des menschlichen Energiesystems.

Dieses durch die Veden übermittelte Chakren-System, ist allerdings nicht das Einzige. Auf allen Kontinenten sind die Chakren unter unterschiedlichen Namen und in vielen verschiedenen Traditionen bekannt. So zum Beispiel im Buddhismus, im Hinduismus, Tantra, Yoga, aber auch in der tibetischen Bön-Religion, bei den Inkas, den nordamerikanischen Indianern, im frühen Christentum, Qigong, Sufismus und im Hsychasm gibt es die Chakren-Systeme. Im Laufe der Zeit wurden jedoch auch bei uns im Westen neue Chakren-Systeme wie das 12-Chakren-System, entwickelt. Dieses wird von zahlreichen Energieheilern angewandt. Bei uns im Westen sind allerdings nach wie vor die sieben Hauptchakren am bekanntesten, was auf die Ausübung von Yoga und Tantra und somit auf die größte Bedeutung zurückzuführen ist.

Die Chakren spielen also schon seit Jahrtausenden eine sehr große Rolle, vor allem in den ganzheitlichen Heilungsansätzen und traditionellen Therapieverfahren, wo sie stets als ein zusammenhängendes System verstanden werden und nicht der Körper, die Seele und der Geist als einzelnes betrachtet werden.

Die Chakrenlehre

lle Chakren haben eine ganz bestimmte Bedeutung. Bei den einen Chakren bezieht sich ihre Bedeutung auf unseren physischen Körper und bei den anderen auf unseren Geist und unsere Seele. Sind die Chakren weit geöffnet, sehr verschlossen oder gar blockiert, repräsentiert sich dies in unserem Bewusstseinszustand, unserer Spiritualität und unserer Energiestärke. Wir können also durchaus sagen, dass die Chakren wie eine Art Spiegel unseres Bewusstseinszustandes sind. Sie zeigen uns sehr genau an, wo jeder von uns steht und welche Probleme und Themen bewältigt, angeschaut oder anstehen werden bzw. sollten.

Durch diese Eigenschaften der Chakren können wir also jede Blockade und Probleme in unserer eigenen Entwicklung ausmachen und erkennen. Das schöne ist, dass wir uns diese Eigenschaft zunutze machen können. So können wir durch die Arbeit mit den Chakren schaffen, unsere Entwicklung positiv zu beeinflussen. Vor allem die Chakra-Meditation tritt hier in den Vordergrund. Wenn wir die Chakren aktivieren, öffnen, reinigen und heilen, nimmt dies unweigerlich Einfluss auf unsere Spiritualität und den allgemeinen Bewusstseinszustand.

Wie wir wissen, gibt es neben den Hauptchakren noch weitere Nebenchakren und andere Energiezentren in unserem Körper. Diese nehmen ebenso einen recht großen Stellenwert in unserem Energiesystem ein. So sind beispielsweise im Yoga, aber auch in anderen Traditionen noch weitere Chakren bekannt. Diese Chakren sind das Shri-/Guru-Chakra, das Brahmarandra-/Nirvana-Chakra, die Nebenchakren, die hohen Chakren und die Hand- und Fußchakren. Die meisten Traditionen schenken den Nebenchakren jedoch wenig Beachtung, wir werden aber später noch etwas genauer auf diese eingehen. Jedoch wird vor allem beim Tantra den Nebenchakren eine große Bedeutung zugeschrieben. Sie werden gezielt in die Praxis mit einbezogen. Die hier am bedeutendsten Nebenchakren sind zum einen das Bindu-Chakra sowie das Kinn-Chakra.

Wir sehen also, es gibt zahlreiche Chakren und unterschiedlichste Auswirkungen und Einflüsse auf unseren Bewusstseinszustand. Hinzu kommt, dass jedes Chakra ebenso eine ganz eigene Drehgeschwindigkeit und Frequenz, die wiederum mit den Frequenzen des sichtbaren Lichtspektrums korrespondiert, besitzt. Dadurch ergibt sich für jedes Chakra eine ganz eigene entsprechende Farbbandbreite. Es kann grundsätzlich gesagt werden, dass, je tiefer ein Chakra sitzt, desto dunkler seine Farbe ist ist und je höher das jeweilige Chakra sitzt, desto heller ist auch seine Farbe. So besitzt als Resonanz das Kronenchakra, die Transparenz bzw. weiße Farbe. Da allerdings von dem Stirnchakra aus die Frequenzen aus dem Violettbereich mitschwingen, wird dem Kronenchakra irrtümlicherweise die violette Farbe zugeordnet.

Die Chakrafarbenlehre

U m die Chakren besser verstehen zu können, tauchen wir noch etwas tiefer in die Thematik ein. In der Physik ist noch immer die Erklärung des Lichts und dessen Farben, ein schwieriges Thema. So sieht die Physik das Licht nicht ausschließlich als Partikel, sondern in Form von elektromagnetischen Wellen. Jede dieser Wellen, weist unterschiedliche Frequenzen auf, und genau diese Frequenzen entsprechen bestimmten Farben des sichtbaren Lichts. Mit den Chakren ist es genauso. Sie besitzen primär keine Farbe, allerdings korrespondieren ihre entsprechend hohen Frequenzen mit den jeweiligen Frequenzen der Farbspektren. Durch die Stärke dieser Korrespondenz, entwickelten sich über viele Jahrhunderte sehr wichtige Erkenntnisse in der Chakrenlehre, der Therapie und der Arbeit mit eben diesen Chakren.

Wir gehen noch ein Stückchen tiefer in die Thematik der Farbenlehre und der Spektralfarben hinein. Es werden also von der Physik in diesem Wellenmodell die Farben erläutert. So besteht für uns Menschen nur ein sehr kleiner Bereich des sichtbaren Lichts. Dieser liegt zwischen den Infrarotstrahlen, die eine Wellenlänge von 780 nm besitzen, sowie den Ultraviolettstrahlen mit einer Wellenlänge von 380 nm. Einige unter uns wissen bereits, dass das Sonnenlicht alles andere als rein weiß oder transparent ist. Das Sonnenlicht umfasst das gesamte Farbspektrum. Dies kann man sehr deutlichen sehen, wenn wir das Sonnenlicht durch ein Prisma brechen. Wird das Sonnenlicht durch eben dieses Prisma gebrochen, sehen wir seine ganzen einzelnen Farbbestandteile.

Die sogenannten Spektralfarben. Diese hingegen, können nicht weiter aufgespalten werden, sie gelten als „spektralrein". Mit einer Linse ist es uns hingegen möglich, das gesamte Farbspektrum wieder zusammenzuführen. Wir enthalten schlussendlich wieder das weiße Licht. So ähnlich ist es auch mit den Chakren, den Energiezentren und den jeweiligen

Energiekörpern. Sie stehen in einem ganz bestimmten Zusammenhang und einer Reihenfolge mit stetig ansteigender Frequenz. Man kann also sagen, dass unser Körper die Spektralfarben repräsentiert.

Aus den drei Primärvalenzen, also den Grundfarben rot, grün, blauviolett, können alle anderen Farben des Spektrums gemischt werden. Interessant ist jedoch, dass diese Grundfarben nicht aus einer Mischung anderer Farben entstehen können. So spielen drei von den sieben Hauptchakren für die Entfaltung unseres Lebens eine ganz zentrale Rolle. Diese Hauptchakren sind das rote Wurzelchakra, das hellgrün/grüne Herzchakra und das blau/dunkel-violette Stirnchakra.

Die Farben Cyan, Magenta und gelb werden als Primärfarben bezeichnet und können nicht aus anderen Farben gemischt werden. Allerdings ist es möglich, alle anderen Farben, mit der Mischung dieser Farben, zu erzeugen.

Rot	+	Grün	=	Gelb
Rot	+	Blauvio-lett	=	Magenta
Grün	+	Blauvio-lett	=	Cyan

Werden zwei Primärfarben gemischt, werden diese als Sekundärfarben bezeichnet. Sie besitzen die gesamte Leuchtkraft und können nicht durch Weiß- oder Schwarzanteile oder durch Komplementäranteile beeinträchtigt werden.

Cyan	+	Gelb	=	Grün
Cyan	+	Magenta	=	Blauvio-lett
Gelb	+	Magenta	=	Rot

Diese entsprechen den bedeutenden Hauptchakren. Das grüne Herzchakra, das blaue Stirnchakra und das rote Wurzelchakra.

Weißes Licht hingegen entsteht bei der Mischung durch die drei Primärvalenzen. Es entsteht die gleiche Intensität, besitzt jedoch alle Wellenlängen und Farben in dem gesamten sichtbaren Spektrum. Ebenso kann weißes Licht durch die Vermischung der Kompensativfarbpaare gewonnen werden. Diese Kompensativfarben werden durch eine Mischung der Primärvalenz mit der richtigen Gegenfarbe, hergestellt bzw. gewonnen. Somit entspricht das weiße Licht den sieben Hauptchakren.

Rot	+	Cyan			=	Weiß
Grün	+	Ma-genta			=	Weiß
Blau-vio-lett	+	Gelb			=	Weiß
Rot	+	Grün	+	Blau-vio-lett	=	Weiß

Die Farbe schwarz kann entweder nur durch das nicht Vorhandensein von Licht, oder durch die Vermischung der entsprechenden Sekundärfarben Magenta, Cyan und Gelb in gleicher Stärke, entstehen.

Cyan	+	Ma-genta	+	Gelb	=	Schwarz

Man kann sagen, die Farbe Schwarz, entspricht der Unendlichkeit und der Vereinigung aller Chakren. Sie mündet zugleich in die Farbe Weiß. Dadurch ist die Vereinigung nichts und alles gleichzeitig. Das reine Schwarz und Weiß, entsprechen genau der gleichen Farbe und Frequenz und sind keinem Chakra und keinem Bewusstsein, nur dem Göttlichen, zugeordnet. Diese Göttlichkeit stellt die Unendlichkeit bei dem Übergang von schwarz und weiß, dar. Also dem Anfang und dem Ende zugleich. Sie schließen den energetischen Kreis und vereinigen das Weibliche und das Männliche von Yin und Yang.

Wenn wir jetzt unser neu angeeignetes Wissen der Farbenlehre, sowie der Entstehung, der Frequenzen, einschließlich der Farben und dem Zusammenhang der Chakren und Frequenzen kombinieren, hört sich das oben geschriebene beinahe an, wie der spirituelle Bericht über unsere Zusammenhänge des Lebens sowie unserer Bewusstseinsentwicklung und unserer Erfahrung. Allerdings muss gesagt sein, dass die Chakren nicht im direkten Sinne Farben besitzen, sondern rein aus der Schwingresonanz zu den jeweiligen Farben vielmehr eine Art Farbzuordnung und Farbwahrnehmung für die Chakren entsteht. Jedoch muss dennoch gesagt werden, dass eben diese Farben doch mehr bedeuten als die einfache Zuordnung und Wahrnehmung. Sie schwingen tief mit der entsprechenden Farbe des sichtbaren Lichts mit. Die Farben stellen einen zentralen Teil der Chakraarbeit dar.

Wir können also sagen, dass jedes einzelne Chakra sich auch in seiner ganz eigenen Geschwindigkeit und Frequenz dreht. Diese Geschwindigkeit liegt jedoch in einem Bereich, den wir Menschen mit der heutigen Technik bisher nicht messen können. Sie ist also außerordentlich hoch. Alle Schwingungen besitzen jedoch eine korrespondierende Resonanzfrequenz zu den jeweiligen Farbfrequenzen, dem von uns sichtbaren Spektralbereichs. Ebenso fallen die Geschwindigkeit sowie die Frequenz vom Kronenchakra hin zum Wurzelchakra gleichmäßig ab. Für uns Menschen sind die Chakren und die von ihnen ausgehende Energien zwar nicht sichtbar, jedoch stehen die von den Chakren ausgehende Frequenzen und Schwingungen in ständiger Resonanz mit diesen Farben aber auch mit bestimmten Tönen in jenen Oktaven des Schwingungsspektrums, die wir Menschen tatsächlich mit unseren Sinnesorganen wahrnehmen können. Dies ist der Grund, weshalb die Chakren den bestimmten Farben und Tönen zugeordnet werden können.

Besonders interessant ist zudem, dass sehr hellhörige und hellsichtige Menschen in der Lage sind, diese Frequenzen tatsächlich wahrzunehmen. Klar, diese Menschen sind eher in der Minderheit, allerdings ergab es bei Forschungen von Dr. Valerie Hunt aus der Universität von Kalifornien und Los Angeles, dass eben diese hellhörigen und hellsichtigen Menschen die Chakrenfarben und die elektromagnetische Schwingfrequenzen korrekt zugeordnet haben, die der menschliche Körper an den jeweiligen Stellen abgibt. Auch bei den spirituellen Traditionen aus verschiedenen Völkern ergab sich bei einem kulturübergreifenden Vergleich, dass sie ebenso die gleichen Farben zugeordnet haben.

Die Chakren als Energiesystems des Lebens

W ir müssen das menschliche Energiesystem als Großes und Ganzes betrachten, damit wir die Funktionsweise der Chakren besser verstehen können. Der Grund ist die Tatsache, dass dies nur als eine Einheit verstanden werden kann. Die Chakren stellen nicht nur lediglich einen Teil des physischen Körpers dar, sondern sie gehören mit und sind ein Teil des großen feinstofflichen Energiesystems unseres Körpers. Also doch weit mehr, als viele bisher angenommen haben.

Wenn wir uns Menschen nun rein und ausschließlich aus der energetischen Perspektive betrachten, sind wir doch mehr als nur der physische Körper, welcher sich in dem unteren Schwingungsbereich unserer Existenz befindet. Aus dieser Sichtweise heraus, können wir uns Menschen eher wie Energiewesen vorstellen, welche aus verschiedenen Energieschichten aufgebaut sind und bei dem jede einzelne Schicht eine unterschiedlich schwingende Energie aufweist. Obwohl sich dieses Energiesystem als eine sehr interagierende Einheit darstellt, können wir es dennoch in die verschiedenen Bestandteile unterteilen. Die Bestandteile sind:

- Die Seele/der Lichtfluss
- Die einzelnen Energiekörper
- Die unterschiedlichen Chakren
- Das Torus-Feld, also der Fluss der Lebensenergie
- Ätherkörper, also das Energiesystem des physischen Körpers

DER LICHTKANAL – FERNAB DER CHAKREN

In der Mitte unseres Energiesystems befindet sich, wenn wir es irdisch betrachten, ein senkrechter Lichtfluss unserer Seele, der Strom unseres Bewusstseins und reinen Lichts. Als würde dieser aus einer Quelle entspringen und durch jede einzelne Dimension hinab durch unser gesamtes menschliches Energiefeld fließen. Man kann also sagen, dass dieser besondere Fluss unserer Energie, ebenso der eigentliche Ort unseres Bewusstseins und unseres Lebens darstellt. Neben diesem Energiefluss befinden sich die feinen und gröberen Energiefelder unserer Energiekörper. Diese formen sich in unterschiedlichen Schwingungsbereichen rund um den zentralen Fluss der Energie. Wie kleine Nebenflüsse, die von dem größeren Fluss abgehen, können wir uns das vorstellen. Der Lichtfluss hat keinen festen Ort in unserem physischen aber auch nicht in unserem energetischen Körper. Idealerweise fließt er jedoch entlang unserer senkrechten Körperachse.

DIE FEINSTOFFLICHEN ENERGIEKÖRPER

Das feinstoffliche Energiefeld, besteht aus einer großen Anzahl von verschiedenen Schwingungsbereichen, welche unseren physischen Körper umgeben und durchdringen. Durch diese bestehenden unterschiedlichen Schwingungsbereiche entstehen wiederum unterschiedlich dichte Schichten, die zwar in großer Wechselwirkung miteinander stehen, jedoch deutlich unterschiedliche Lagen aufzeigen, welche als Energiekörper betitelt werden. Interessant ist, dass je mehr wir uns von unserem physischen Körper entfernen, die Schwingung umso mehr zunimmt. Man kann also sagen, die Schwingung nimmt exponentiell zu, je größer die Entfernung ist. Die Energiekörper entsprechen demnach verschiedenen Erfahrungs- und Schwingungsebenen. Sie ermöglichen es unserem Bewusstsein, diese besonderen Bereiche durch die entsprechenden Körper wahrzunehmen. Die Wahrnehmung unterscheidet sich allerdings von

Mensch zu Mensch. Es kommt darauf an, wie weit die feinstofflichen Kör-per sich in uns entwickelt haben. Sind sie allerdings gut entwickelt und erschlossen, können wir mit einer besonders charakteristischen Kommu-nikation unserer Seele, also einer Eingebung und dem Zugang zu weiterer Wahrnehmung rechnen. Der Zugang zu der erweiterten Wahrnehmung wird auch als Bewusstseinserweiterung bezeichnet und wird bestimmt von jedem von uns schon mal gehört worden sein. Die Energiekörper be-sitzen allerdings noch eine weitere Aufgabe. So speichern sie ebenso Er-fahrungen, die wir gemacht haben wie Informationen. Die Energiekörper können, so wie unser physischer Körper auch, in der Funktion gestört o-der behindert werden. Hier stellen vor allem die Chakren das heilige Tor und den Schlüssel für die Arbeit mit unseren feinstofflichen Körpern dar.

DIE CHAKREN ALS ENERGIETAUSCHER DES ENER-GIESYSTEMS

Zugegeben, es klingt etwas komplex und das ist es auch. Wir müssen uns die Chakren wie einen Wirbelsturm in unserem Energiefeld vorstel-len. Dieser Wirbelsturm überliefert, wandelt und transformiert Energie und Informationen. So können Lebensenergie sowie Informationen des physischen Körpers mit den Energiekörpern ausgetauscht werden. Diese Wirbel der Chakren sind somit eine Art Integrationsstrukturen, welche die Übertragung und Transformierung der Energie in unterschiedliche Schwingungsbereiche überträgt.

Wir können die Chakren somit als Transformator und Kommunikati-onssystem unseres Energiefeldes bezeichnen. Sie sind dafür zuständig, dass das Bewusstsein die Erfahrungen der jeweiligen Energiefelder ver-arbeitet. So stehen die einzelnen Energiekörper in Resonanz mit einem Chakra und umgekehrt. Sie entsprechen daher der Erfahrungsebene und dienen der Übertragung von Energie und Informationen in und aus die-sem Schwingungsbereich.

DAS TORUS-FELD

Die universelle Lebensenergie durchfließt die Energiekörper in einem ganz bestimmten Muster. Dieses Muster wird auch als Torus-Feld bezeichnet und ist durch viele verschiedene natürliche Systeme bekannt. Eines der bekanntesten Systeme sollte hier unsere Galaxie sein. Mit Sicherheit haben bereits einige unter schon einmal etwas von einem Torus-Feld in diesem Zusammenhang gehört. Doch auch unseren Körper umfasst ein Torus-Feld, welches eines der zentralen Schöpfungsmuster darstellt. Wir können uns den Energiefluss des Lebens vorstellen wie den Stoffwechsel eines Energiefeldes. Es ist wie ein hydraulisches Gleichgewichtssystem. Für eine korrekte Funktion und Stabilität setzt dieses allerdings einen harmonischen Fluss der Lebensenergie innerhalb dieses Musters voraus. Störungen hingegen beeinflussen das gesamte Torus-Feld.

DER ÄTHERKÖRPER UND DAS ENERGIESYSTEM

Als Ätherkörper wird ein feinstoffliches System aus Energieleitbahnen verstanden, welches eine andere Schwingungsebene als die der physischen aufweist. Der physische Körper besitzt somit neben unseren Blutgefäßen und dem Nervensystem ebenso ein feinstoffliches Energiesystem, welches die gesamte Lebensenergie in unserem Körper verteilt. Dieses Energiesystem besteht ebenso aus sehr vielen Energiekanälen und Energieleitbahnen, so wie auch unser Nervensystem aus vielen verschiedenen kleinen Nervenbahnen besteht. Hinzukommt, dass dieses Energiesystem viele wichtige Energiepunkte und –zentren besitzt, die ebenfalls die Form eines Energiewirbels aufweisen, sich allerdings in der Funktion ganz deutlich von den Chakren unterscheiden. Diese Punkte kennen wir aus der Akupressur oder der Akupunktur.

Der Einfluss der Chakren auf unseren Körper

Sowohl für unseren Körper als auch für unseren Geist sind die Chakren von großer Bedeutung. Wir finden sie an den Ballungspunkten unseres vegetativen Nervensystems wieder. Von diesem werden lebensnotwendige Funktionen gesteuert, wie die Atmung oder der Herzschlag, aber auch der Stoffwechsel, die Funktion der Organe und die der Drüsen. Ebenso besitzen sie einen Einfluss auf die Leistungsförderung, für das der sympathische Teil des Nervensystems zuständig ist. Für die unterstützende Erholung ist das parasympathische Nervensystem verantwortlich. Aufgrund der Tatsache, dass die Chakren Energien umwandeln und durch unseren gesamten Körper leiten, können sie ebenso über diesen Weg wichtige Funktionen des Körpers regulieren und beeinflussen. So konnte in der University of California in Los Angeles, die Wissenschaftlerin Dr. Valarie V. Hunt nachweisen, dass an den Punkten der Chakren elektromagnetische Strahlung vorliegt.

Welche verschiedenen Chakren gibt es

D ie Chakren besitzen verschiedene Bedeutungen, Funktionen, Wörter, Elemente, Themen, Grundprinzipien, Orte und unterschiedliche körperliche Bezüge. Ebenso können sie durch unterschiedliche Dinge blockiert werden.

KRONENCHAKRA – SANSKRIT SAHASRARA CHAKRA

Wort: Wissen. Ein violetter tausendblättriger Lotus stellt das Symbol dieses Chakras dar. Es sitzt am Scheitel des Kopfes und umfasst die Themen wie die Erleuchtung und das Heimkommen. Der körperliche Bezug ist das Großhirn und die Zirbeldrüse. Blockiert kann es durch Verunsicherung und Ziellosigkeit werden. Ausbalanciert jedoch, führt es zum vollkommenen Verstehen und der Verbindung des göttlichen Ursprungs und Fülle.

STIRNCHAKRA – SANSKRIT AJNA CHAKRA

Wort: ich sehe. Dieses Chakra besitzt ein Symbol eines silbernen oder indigoblauen Lotus mit 96 Blütenblättern und sitzt zwischen den Augenbrauen. Sein Grundprinzip ist die Seinserkenntnis und die Themen des Sehens, der Spiritualität, der Intuition und eine höhere Einsicht. Der körperliche Bezug sind die Ohren, das Gesicht, die Nase und Augen. Aber auch die Nebenhöhlen, unser Zentrales Nervensystem, das Kleinhirn, sowie die Hypophyse. Eine Blockade kann durch Kopflastigkeit, Isolation und Realitätsverlust auftreten. Ausbalanciert führt es jedoch zu einem erhöhtem Bewusstsein, Spiritualität, einem wachen Verstand, Idealismus und Phantasie.

HALSCHAKRA – SANSKRIT VISHUDDHA CHAKRA

Wort: ich spreche. Dieses Chakra besitzt ein Symbol eines sechzehn-blättrigen blauen Lotus und sitzt in der Mitte der Halsgrube und des Kehl-kopfes. Sein Grundprinzip ist die Seinsresonanz und das Element des Halschakras ist Äther. Die Kommunikation, die Wahrheit und Klarheit so-wie die Kreativität stellen die Themen dar. Der körperliche Bezug dieses Chakras ist der Hals und Nacken, der Kiefer, die Arme, die Ohren, die Stimmbänder und die Luftröhre, sowie Bronchien und der obere Lungen-bereich, ebenso wie die Speiseröhre und die Schilddrüse. Eine Blockade kann durch Angepasstheit, Kommunikationsblockaden, Isolation, Schüch-ternheit und Verschlossenheit sowie Unsicherheit auftreten. Ist dieses Chakra jedoch ausbalanciert, besitzen wir eine gute Kommunikationsfä-higkeit, Inspiration, Selbstbestimmung, Unabhängigkeit, sowie Aus-drucksfähigkeit und Integrität.

HERZCHAKRA – SANSKRIT ANAHATA CHAKRA

Wort: ich liebe. Dieses Chakra besitzt ein Symbol mit einem zwölf-blättrigen, grünen Lotus. Die Position des Chakras ist die Wirbelsäule auf der Höhe unseres Herzens. Das Grundprinzip ist die Seinshingabe und dient der Sinnesfunktion des Tastens. Sein Element ist die Luft und dient den Themen Hingabe, Verbindung, Liebe und Nähe. Der körperliche Be-zug des Herzchakras ist natürlich das Herz, aber auch der obere Rücken inklusive Brustkorb, der untere Lungenbereich, das Blutkreislaufsystem, die Haut und die Thymusdrüse. Eine Blockade kann durch eine Trennung, Negativität, Zweifel, Unsicherheit, Unausgeglichenheit und Depressionen verursacht werden. Ausgeglichen führt es jedoch zu mehr Hingabe, Zu-versicht, Optimismus, Wärme und Herzlichkeit, Fröhlichkeit, sowie Mit-gefühl und Hilfsbereitschaft.

SOLARPLEXUSCHAKRA – SANSKRIT MANIPURA CHAKRA

Manipura ist die Stadt der Juwelen. Das Wort dieses Chakras ist: ich kann. Sein Symbol ist ein zehnblättriger, gelber Lotus. Das Grundprinzip ist die Gestaltung des Seins und liegt zwischen dem Brustbein und Nabel, ungefähr auf der Höhe des Solarplexus. Die Sinnesfunktion dieses Chakras ist das Sehen und das Element das Feuer. Es steht für die Themen der Willenskraft, des Durchsetzungsvermögens und der Selbstwirksamkeit. Der körperliche Bezug ist der untere Rücken, die Leber sowie die Bauchhöhle und das Verdauungssystem. Aber auch die Milz, der Magen, das vegetative Nervensystem und die Bauchspeicheldrüse. Eine Blockade dieses Chakras kann durch Materialismus, Rücksichtslosigkeit, Kontrollzwang, Ruhelosigkeit und Unzufriedenheit ausgelöst werden. Ausbalanciert führt es zu Frieden, innerer Harmonie und Gelassenheit.

SAKRALCHAKRA – SANSKRIT SVADISTHANA CHAKRA

Wort: ich fühle. Das Symbol des Sakralchakras ist ein orangener, sechsblättriger Lotus. Die Position des Chakras ist auf Höhe der Geschlechtsorgane in der Wirbelsäule. Seine Sinnesfunktion ist das Schmecken und sein Grundprinzip die schöpferische Fortpflanzung des Seins. Es umfasst damit die Themen wie die Lebensfreude, die Sexualität und ungefilterte Emotionen. Das Element ist das Wasser. Der körperliche Bezug liegt in allem Flüssigen wie Blut, Lymphe, Verdauungssäfte und Sperma. Doch auch im Beckenraum und der Hüfte, besonders der Hüftbeuger, der quere Bauchmuskel, Kreuzbein, Zunge, die Geschlechtsorgane/Keimdrüsen. Blockiert kann es werden durch vorhandene Aggression oder Wut aber auch durch Traurigkeit und bestehende Süchte. Ist dieses Chakra jedoch ausbalanciert führt es zu mehr Lebensfreude, emotionale Ausgeglichenheit und einem gesteigertem Selbstwertgefühl.

WURZELCHAKRA – SANSKRIT MULADHARA CHAKRA

Das Wort des Wurzelchakras ist: ich habe. Das Symbol dieses Chakras ist ein vierblättriger, tiefroter Lotus. Es sitzt im Beckenboden am Damm, also zwischen den Geschlechtsorganen und dem Anus. Seine Sinnesfunktion umfasst das Riechen. Das Grundprinzip des Wurzelchakras ist der körperliche Wille zum Sein. Sein Element ist die Erde und steht daher für die Erdung, die Stabilität und die Sicherheit. Sein körperlicher Bezug umfasst alles Feste wie die Wirbelsäule, allgemein die Knochen, die Zähne, aber auch den Anus, den Darm sowie Rektum, Zellenaufbau, Nebennieren.

Existenzängste, Trägheit, Unsicherheit, Materialismus, sowie Darm- und Knochenerkrankungen, Gewichtsprobleme und auch Blutdruckprobleme können dieses Chakra blockieren. Es entsteht so eine Dysfunktion des Sakral-Chakras. Ist das Wurzelchakra jedoch ausbalanciert, gelangen wir zu mehr Lebensenergie, einem erhöhtem Selbstbewusstsein, Stabilität sowie Durchsetzungskraft und eine bessere Verdauung.

Diese Nebenchakren gibt es

A uch wenn nicht jedem unter uns diese Chakren bekannt sein mögen, werden sie hier der Vollständigkeitshalber mit aufgelistet. Sie werden, wie auch die sieben Hauptchakren, bereits in vedischen Schriften beschrieben. In der Chakrenlehre gelten die Nebenchakren als kleinere Chakren mit geringerer Bedeutung für unseren Körper, sowie dem spirituellen Wachstum und der geringeren Verantwortlichkeit der spezifischen geistigen Fähigkeiten. Doch ebenso wie die Hauptchakren, resonieren auch die Nebenchakren mit den jeweiligen Spektren des sichtbaren Lichts. Sofern wir die Lage dieser Nebenchakren bereits kennen, wird uns die Farbzuordnung nicht besonders schwerfallen. Sie ergibt sich aus der Mischung der darüber und darunter liegenden Hauptchakren. Genauso ist es auch mit der Klangfrequenz.

Bevor wir auf die Nebenchakren genauer eingehen, wollen wir noch kurz den Unterschied zwischen den Nebenchakren und den Energiezentren beschreiben. Vor allem zahlreiche Heiler vertreten die Meinung, dass es einen großen Unterschied zwischen den Nebenchakren und den Energiezentren gibt, sodass nach Möglichkeit das Wort Chakra auch lediglich nur für die höheren Chakren mit großer Bedeutung, verwendet werden sollte. Wir wollen es erklären: der Unterschied ist vor allem die Art und Weise, wie sich die Chakren mit den entsprechenden feinstofflichen Körpern sowie unserer Seele verhalten. Die Energiezentren hingegen sind lediglich für die Verteilung unserer Lebensenergie in unserem physischen Körper zuständig. Die Chakren hingegen erfüllen Aufgaben, die noch weit darüber hinausgehen. Aus diesem Grunde sind eigentlich, vor allem die niederen Chakren, eher als Energiezentren zu betiteln. Auch und obwohl auch sie einem gewissen Einfluss auf das Torus-Feld und den Lebensenergiefluss besitzen und sie ebenso auch zu Blockaden im emotionalen und energetischen Bereich führen können. Der Unterschied zu den

Hauptchakren besteht allerdings darin, dass die Nebenchakren eben nur auf sehr indirekte Art und Weise mit den Energiekörpern interagieren. Daher unterscheiden sie sich sehr deutlich von den Hauptchakren, die in sehr großer Interaktion mit den Energiekörpern stehen.

Die wesentlichen Nebenchakren sind folgende:

Erdchakra/Erdstern

Dieses Chakra besitzt eine dunkelbraune Farbe und liegt ca. 20 cm bis 2 m unterhalb unserer Füße in der Erde. Es soll uns Menschen mit der Kraft der Erde verknüpfen und ebenso eine maßgebliche Funktion, in Bezug auf die Erdung, einnehmen.

Nabelchakra/Hara

Das Nabelchakra besitzt eine gelborangene Farbe und liegt mittig über unserem Bauchnabel. Es steht für die Selbstsicherheit, die Kraftlenkung sowie die Kraftsteuerung und das innere Gleichgewicht.

Kalpa-Taru-Chakra

Die Farbe dieses Chakras ist hellgrün und es liegt in der Mitte des Solarplexus- und Herzchakras. Seine Bedeutung steht für die Großzügigkeit, das Selbstvertrauen und die Eigenverantwortung seines eigenen Schicksals.

Thymus-Chakra

Die Farbe dieses Chakras ist Cyanblau. Es liegt in der Mitte des Herz- und des Halschakras. Es steht für die Selbstschätzung und den Selbstwert, den inneren Frieden sowie die Schätzung des Lebens.

Kinn-Chakra

Das Kinn-Chakra hat eine blaue Farbe und liegt in der Mitte unseres Kinns. Es steht für Mut, Willen, sowie Durchsetzungskraft und hilft, Ängste zu lösen.

Gaumen-Chakra, Lalana-Chakra, Kala-Chakra oder auch Talu-Chakra

Die Farbe dieses Chakras ist dunkelblau und es liegt in der Gaumenwölbung. Es wird vor allem beim Tantra, Yoga und Kriya bei bestimmten Atemtechniken angeregt, um das Stirn- und das Kehl-kopfchakra zu unterstützen.

Wangen-Chakra

Auch dieses Chakra besitzt eine dunkelblaue Farbe und liegt in der Mitte unserer Wangenknochen. Es dient der Abwehrbereitschaft, Nehmerqua-litäten und der Zähigkeit.

Nasenwurzel-Chakra

Auch das Nasenwurzel-Chakra besitzt eine dunkelblaue Farbe und liegt auf der Nasenwurzel zwischen den Augen und nur knapp unter unserem dritten Auge. Es ist der Treffpunkt der Prana-Ströme Sushumna, Pingala und Ida.

Hinterkopf-Chakra, Bindu-Chakra oder auch Mondzentrum

Dieses Chakra besitzt verschiedene Bezeichnungen. Es hat eine weiße Farbe in der violett/blaue Anteile vorhanden sind. Es liegt unter unseren Haarwirbeln an dem Hinterkopf. An dieser Stelle binden vor allem die in-dischen Brahmanen einen besonderen Zopf. Dieses Chakra soll eine große Bedeutung für die Gesundheit und eine verjüngende Wirkung besitzen. So soll es ebenso in direkter Verbindung mit der Zirbeldrüse stehen und uns sowie unsere Emotionen zu beruhigen. Ebenso soll der Nektar Amrita durch die Aktivierung freigesetzt werden. Dieser Nektar soll lebenspen-dend sowie der Jungbrunnen für unseren Körper und unseren Geist sein.

DIE BEKANNTEN ENERGIEZENTREN

Handpunkte „Handchakren"

Diese Handpunkte haben eine hellgrüne Farbe und sind auf der ge-samten Handfläche verteilt. Sie sind ebenso über die Energieleitbahnen mit unserem Herzchakra verbunden. Sie sind vor allem für das Torus-Feld, wegen dem Fluss der Lebensenergie, bedeutend. Sie symbolisieren ebenso das Geben und das Nehmen der Energie, sowie Liebe verschenken zu können und die Fülle unseres Lebens zu erreichen.

Fußpunkte „Fußchakren"

Die Fußzentren haben eine rotbraune Farbe, die auf den Fußsohlen verteilt ist. Das Fußzentrum ist über die Energieleitbahnen mit dem Wurzelchakra verbunden und ist bedeutend für den Fluss unserer Lebensenergie im Torus-Feld, der Verkörperung sowie die Kongruenz der Energiekörpern und dem physischen Körper. Es steht ebenso symbolisch für die Standfestigkeit, die Erdung und der Ausdauer, Solidität und der Verbindung zu Erdkräften.

Kniepunkte „Kniechakren"

Mittig auf unseren Knien befinden sich die Kniezentren mit einer dunkelroten Farbe. Es steht für die Beweglichkeit, die Flexibilität und die Anpassung.

Ellenbogenpunkte „Ellenbogenchakra"

Das Ellenbogenzentrum besitzt eine gelborangene Farbe und sitzt auch wie der Name schon vermuten lässt, direkt auf den Ellenbogen. Es besitzt die Bedeutung, dass wir zu uns und unseren Ansichten stehen und uns durchsetzen. Ebenso soll es für die Fähigkeit des Streitens stehen.

Energiekörper – durch Chakren verbunden

B etrachten wir uns Menschen mal aus einer rein energetischen Perspektive, ist dieser doch deutlich größer als nur sein physischer Körper. Aus dieser Sicht würden wir erkennen, dass wir Menschen aus unterschiedlichen Schichten mit verschiedenen Schwingungen bestehen und somit der Körper wie ein Feld aufgebaut ist. In der heutigen Physik konnte bereits bewiesen werden, dass jedoch auch unser physischer Körper aus Energie besteht und aus nichts anderem. Dennoch wird dem physischen Körper in diesem Zusammenhang nachgesagt, dass dieser den unteren Bereich des Spektrums abdeckt und eher niedrig schwingt und uns daher als eher solide erscheint. Die subtilen Schichten der Energie, welche jenseits von den von uns sichtbaren Schwingungsbereichen liegen, formen und erhalten den Körper. Somit bilden diese energetischen Schichten sowie Energiekörper zusammen ein einheitliches Energiefeld, welches auch als die Aura bekannt ist.

Der Zusammenhang zwischen den Chakren und den Energiekörpern

In der Chakrenlehre lernen wir, dass die Chakren als Energiewirbel in dem menschlichen Energiefeld für den Austausch von Informationen und Lebensenergie dienen. Wir können uns die Chakren also vorstellen wie einen Transformator. Aus den jeweiligen feineren Energiekörpern können die Informationen und die Energien durch die Transformatoren in das physisch-ätherische Energiesystem der Nadis hineinfließen. Sind diese dort angekommen, können sie schließlich im Körper-Geist verarbeitet und letztendlich erfahren werden. Je weiter wir uns tatsächlich von unserem physischen Körper entfernen, desto größer und höher werden die Schwingungen der Energiekörper, welche sich in ständiger Resonanz mit den jeweiligen Schwingungsebenen befinden. Diese Schwingungsebenen werden in der heutigen Literatur auch als Dimension bezeichnet. Wir können also sagen, dass jeder einzelne Energiekörper unserem Bewusstsein bestimmte Erfahrungen ermöglicht und mit jeweils einem Chakra assoziiert ist. Durch dieses jeweilige Chakra werden schließlich dann die Informationen aus den Schwingungsbereichen in unser Bewusstsein und unseren physischen Körper integriert.

Die Aura

Die Aura weist die Form eines Torus auf und ist entsprechend dem Aktivierungsgrad des jeweiligen einzelnen Feldes unterschiedlich groß, weit, leuchtend, wahrnehmbar und energetisiert. Jeder einzelne Energiekörper und jede einzelne Schwingungslage steht in sehr ausgeprägter Form in Interaktion mit einem der Hauptchakren. Jedoch öffnet sich das Kronenchakra erst nach der Aktivierung der Kundalini. Während des Zustandes der körperlichen Erleuchtung bzw. der Verschmelzung der Kundalini, öffnet sich schließlich das Kronenchakra gänzlich.

Die feinstofflichen Energie- und Lichtkörper

Es gibt unterschiedliche Systeme bei den Energiekörpern. Ähnlich wie auch bei den Chakren, wo es unterschiedliche Systeme gibt, gibt es auch hier Unterschiede. Allerdings ist der Unterschied hier eher die Frage nach der Bezeichnung, was wir als Körper und was wir nicht als Körper bezeichnen. In manchen Systemen werden also die höheren Energiefelder in einem einzigen „spirituellen Körper" zusammengefasst, während andere Systeme wiederum sehr deutliche und feine Unterschiede machen. Uns werden die bestehenden Unterschiede erst so richtig verständlich, wenn wir uns vor Augen führen, dass unsere Energiekörper mit dem physischen Körper ineinander übergehen und diese deutlich weniger solide sind als unser physischer Körper. Ebenso hängt es immer von der Bewusstseinslage des jeweiligen Betrachters ab, welche Schwingungsbereiche er tatsächlich wahrnimmt und dann auch unterscheiden kann. Die Ansichten und Sichtweisen aus dem Hinduismus (Vedanta), sowie die

Sichtweisen und Ansichten des indischen Lehrers Osho, aber auch die theosophischen Konzepte des H.P. Blavatsky, sowie C.W. Leadbeater, Annie Besant und Alice Baily sind am bekanntesten. Es gibt allerdings auch leicht abweichende und dennoch weit verbreitete Konzepte aus dem Taoismus, der jüdischen Kabbala, sowie des Sufismus.

Die bestehende Resonanz zwischen den Energiekörpern und den Chakren

Wir wissen, dass die Energiefelder immer in Resonanz mit den jeweiligen und entsprechenden Chakren stehen. Vor allem die sieben Hauptchakren spielen hier eine wichtige Rolle. Wir müssen jedoch bedenken, dass nicht jedes einzelne Chakra lediglich nur einem Feld zugeordnet werden kann. Die Felder weisen in den meisten Fällen ebenso eine gewisse Resonanz zu den danebenliegenden Chakren wie zu den Nebenchakren bis hin zu den Nadis auf.

Das Kronenchakra hat das Energiefeld des Lichtkörpers und die Erfahrungsebene des Einheitsbewusstseins. Im geheilten Zustand erreichen wir das volle Bewusstsein der Einheit.

Das Stirnchakra hat das Energiefeld des himmlischen Körpers und die Erfahrungsebene der Intuition, der Verbindung zur Seele, die Engelebenen, sowie die kosmische Liebe. Im blockierten Zustand jedoch besteht keine Anbindung an die Intuition und man wirkt egozentrisch. Im geheilten Zustand erreichen wir für alle Lebewesen, sowie allem was existiert, die bedingungslose Liebe.

Das Halschakra besitzt das Energiefeld des Weisheitskörpers und besitzt die Erfahrungsebene des Selbstausdrucks und des höheren Verstands. Blockiert führt es zu Dogmatismus und einer Sucht nach Anerkennung. Bei einer geheilten Blockade führt es zum Ausdruck der Seele und zur göttlichen Freiheit.

Das Herzchakra besitzt das Energiefeld des Kausalkörpers wodurch wir eine Erfahrungsebene der Gefühle, der Liebe und des Karmas erreichen. Ebenso aber auch ein Speicher der Erfahrungen alles inkarnierten

Lebens. In einem blockierten Zustand jedoch führt es dazu, dass wir verurteilend werden. Ebenso stellt sich ein Gefühl von Unwürdigkeit ein und der Verlust des Vertrauens in das Leben. Ist diese Blockade jedoch aufgehoben werden durch die Erinnerungen und den karmischen Filtern alle unsere Verzerrungen gelöscht.

Das Solarplexuschakra besitzt das Energiefeld des Mentalkörpers. Hierdurch erlangen wir bestimmte Gedankenformen, Identitäten, Gedankenmuster sowie Glaubenssätze, Logik und Verstand. Im blockierten Zustand treten negative Gedanken, ein mangelnder Selbstwert sowie intellektuelle Diskussionen, auf. Im geheilten Zustand erlangen wir Klarheit und eine starke Persönlichkeit.

Das Sakralchakra hat das Energiefeld des Emotionalkörpers. So besitzt es ebenso die Erfahrungsebenen der Emotionen, der Intimität und der Selbstliebe. Ist es blockiert entsteht Unausgeglichenheit, Selbsthass sowie eine gestörte Sexualität und Emotionslosigkeit. Ist diese Blockade aufgelöst entsteht unbeschränkte Liebe für uns selbst.

Das Wurzelchakra besitzt das Energiefeld des ätherischen und physischen Feldes und die Erfahrungsebenen der Vitalität, der Lebenskraft sowie der Körperlichkeit und der Stofflichkeit. Blockiert führt es zu einem gestörten Urvertrauen, Krankheit und Energielosigkeit. Können wir diese Blockade lösen erreichen wir wieder mehr Vitalität und können uns wieder mehr auf Inkanationen einlassen.

Die Chakren-Symbole

Wie wir bereits wissen, wird jedem einzelnen Chakra ein bestimmtes Symbol zugeordnet. Unsere Hauptchakren, werden allesamt durch den Lotus symbolisiert. Die Anzahl der Lotusblätter variiert hier vom Wurzelchakra aufsteigend. Unser Wurzelchakra besitzt ein Symbol eines vierblättrigen Lotus, während unser Kronenchakra einen Lotus mit tausend Blättern besitzt und dargestellt wird. Jedes einzelne Blatt des Lotus zeigt uns, wie viele Energiekanäle von unserem Chakra aus ausgehen.

Vor allem im asiatischen Raum ist die Lotusblume sehr weit verbreitet. Sie ist eine sehr krautig wachsende Wasserpflanze, welche sogar durch ihre Eigenschaft in der heutigen Industrie bekannt ist. Es ist der sogenannte Lotuseffekt, welcher das Abperlen des Wassers von den Blättern ermöglicht. Hierdurch bleibt die Pflanze unversehrt. Aufgrund dieser Eigenschaft wurde in Asien der Lotus als ein Zeichen und ein Symbol der Schöpferkraft und der Erleuchtung bekannt. Die Lotusblume wiederum, zählt im Buddhismus zu den Ashtamangala. Dies sind die acht Kostbarkeiten, welche alle unterschiedliche Glückssymbole besitzen. Die Chakren und die Blume verbindet zusätzlich noch gewisse Gemeinsamkeiten. Sie sind rund, können sich öffnen und schließen.

Die Chakren-Systeme

D as am meisten bekannte Chakrensystem stellt das System der sieben Hauptchakren dar. Doch dies ist nicht das einzige System, welches auf der Welt in Gebrauch ist. Im Laufe der Zeit haben sich rund um die Welt unterschiedliche spirituelle Traditionen entwickelt, die alle auf die Chakren zurückgreifen, ohne jedoch in direkten Kontakt miteinander gestanden zu haben. Durch die Veden aus Indien, sowie den traditionellen Formen des Yogas und Tantras, wurde das Wissen über die Chakren weitergegeben. Man kann also sagen, dass es von den Menschen übermitteltes Wissen ist. Interessant finden wir jedoch, dass die Berichte rund um den Globus sich alle in ihrem Inhalt einig sind und das ohne, dass diese jemals miteinander in Kontakt gestanden haben und so das Wissen auch an diese Völker hätten weiter geben können.

Die Chakren der Veden

Als Vede oder aber auch die Veden, die „heilige Lehre", wird eine einstige mündlich weitergegebene und später auch schriftlich übermittelte Sammlung von religiösen Texten aus dem Hinduismus verstanden. So ist es auch kein Zufall, dass das indische Sanskritwort „Chakra" sich damals durchgesetzt hat, denn vor allem in den hinduistischen Veden wird vor allem über die Chakren sehr ausführlich geschrieben. Einige Textstücke lieferten jedoch nicht immer ganz übereinstimmende Berichte. So schrieben sie unter anderem von sechs oder sieben aber auch von acht und sogar zwölf Chakren. Allerdings wurde in späteren Texten der vedischen Upanishaden, vor allem jedoch von den Sutren von Patanjali, den Padaka-Pancaka, sowie den tantrischen Schriften des Sat-Chakra-Nirupana und den Gorakshashatakam sieben Chakren erwähnt. Diese Chakren sind uns heute sowie dem Großteil der spirituellen Schulen und Heilern, welche mit Energie arbeiten, als die sieben Hauptchakren bekannt.

In der traditionellen Form des Yogas werden alle Formen, Eigenschaften und Funktionen jedes einzelnen Chakras detailliert erklärt und beschrieben. Demnach werden jedem Chakra ein bestimmtes Attribut, eine bestimmte Farbe, ein Mantra, sowie ein Lotus, ein Planet, ein Element, sowie ein Organ zugeordnet. Was wir sehr erstaunlich und zugleich sehr interessant finden, ist wieder die Tatsache, dass auch hier die Zuordnungen aus anderen Traditionen, Völkern und vor allem von anderen Kontinenten weitestgehend identisch sind. Weltweit wurde schließlich, vor allem durch die zahlreichen hinduistischen Quellen, das System mit den sieben Chakren durch die spirituellen Schulen etabliert. So hat auch der Begriff Chakren auf dem gesamten Globus fußgefasst und wird seither eins zu eins mit diesem System verstanden.

DAS CHAKRENSYSTEM DER INKAS

Dieses System ähnelt dem uns heut bekannten Chakrensystem. Der Unterschied jedoch ist, dass dieses System zwei weitere Chakren beinhaltet. Durch den Lehrer und Heiler Alberto Villoldo, wurde schließlich auch das Inka-System im Westen bekannt. Es besteht aus neun Chakren, die ersten sieben sind die uns heute bekannten Hauptchakren und entspricht demnach dem Hindu- und Yogasystem. Das achte Chakra, auch Wiracocha genannt, befindet sich genau über unserem Kopf. Dieses Chakra wird als die Quelle des Göttlichen bezeichnet und kann daher als die Verbindung von Gott und der Seele verstanden werden. Das neunte Chakra, auch Causay genannt, befindet sich oberhalb des achten Chakras. Das Causay-Chakra ist als reiner Geist mit der kompletten Schöpfung eins. In den Schriften der Inkas wird beschrieben, dass die ersten fünf Chakren uns sowohl mit der Erde als auch mit der Energie verbinden. Ebenso steht dort geschrieben, dass uns die oberen vier Chakren sowohl mit der Sonne als auch mit dem Geist verbinden. So sollen von den jeweiligen Chakren bestimmte leuchtende Energiefäden ausgehen, die uns Menschen sowohl mit der Natur sowie den Pflanzen, den Tieren und den anderen Menschen verbinden, sobald wir mit der Welt interagieren.

Laut der Inka soll das menschliche Energiefeld wie ein Torus sein. Demnach fließt die von uns ausgehende Energie aus unserem Scheitelchakra heraus und durch das Energiefeld, welches uns umgibt rund um unseren Körper hinab, wobei es die Erde um wenige Zentimeter durchdringt und schließlich wieder durch unsere Füße nach oben fließt. Hierbei stellen die einzelnen Chakren die Organe des Energiefeldes dar. Wie es auch bei dem hinduistischen Chakren üblich ist, haben auch die Chakren der Inka bestimmte Eigenschaften, Funktionen und Attribute, diese entsprechen weitestgehend ebenso wieder denen der hinduistischen Chakren.

DAS 6-CHAKREN-SYSTEM DER TIBETER

Dieses System stammt aus der schamanischen Bön-Religion Tibets. Später jedoch hat sich diese Region mit dem Buddhismus gemischt. Die in diesem System enthaltenen Chakren entsprechen den Zugängen der sechs Ebenen, also dem Zyklus der Wiedergeburt. Auch hier ist wieder sehr interessant, dass die sechs Chakren unseren bekannten sieben Hauptchakren sehr ähnlich sind. Der Unterschied liegt darin, dass das Stirn- und Solarplexuschakra fehlt, aber dafür ein weiteres, das Fußsohlenchakra, hinzugekommen ist.

Somit nimmt das Scheitelchakra die Ebene der Deva; Glückseligkeit/Devas, das Kehlkopfchakra die Ebene der Asura; Halbgötter, das Herzchakra die Ebene der Menschen, das Sakralchakra die Ebene der Tiere, das Wurzelchakra die Ebene der Preta; also hungrige Geister und schlussendlich das Fußchakra die Ebene der Naraka; also der Hölle ein.

DIE MODERNEN CHAKREN-SYSTEME

In den moderneren Chakren-Systemen werden das achte und das neunte Chakra mit integriert. So „modern" sind die uns bekannten Chakren wie wir wissen allerdings nicht, denn auch sie werden mit unterschiedlichen Namen in den Veden immer wieder erwähnt. So stellen auch diese in manchen spirituellen Schulen des Tantras und des Kriya-Yogas einen festen Bestandteil, so wie auch einst bei den Inkas, in der Praxis dar. Dem achten Chakra wird durch die Seele, die Verbindung zum Absoluten nachgesagt, wodurch es auch heute noch in zahlreichen verschiedenen Meditationstechniken angewandt wird. Das Ziel stellt hier häufig die direkte Verbindung zu einer sehr großen und reinen kosmischen Energie dar. Aber auch die Verstärkung der Energie unserer Seele in den Körper. Doch nicht nur dem achten Chakra wird eine besondere Verbindung zu der Seele zugeschrieben, sondern auch dem neunten Chakra.

CYNDI DALE – DAS 12-CHAKREN-SYSTEM

Dieses System umfasst die uns heute bekannten sieben Hauptchakren sowie das achte und das neunte Chakra, welches wir bereits von den Inkas kennen. Cyndi Dale beschreibt, dass diese beiden Chakren uns Menschen mit bestimmten Energiefeldern verbinden. In diesen Energiefeldern sollen alle karmischen und seelischen Informationen, wie in einer großen Festplatte, gespeichert werden. Ebenso beschreibt er, dass das zehnte Chakra unterhalb unserer Füße liegt, dies dient der Erdung und der Verbindung mit der Natur und wird auch als Erdstern bezeichnet. Das 11. Und 12. Chakra soll laut Dale die Form der Felder besitzen, die unseren Körper umgeben und verbindet uns Menschen mit den spirituellen Energien.

DAS 16-CHAKREN-SYSTEM

Diese acht zusätzlichen Chakren tauchen immer öfter in der New-Age-Literatur und in verschiedenen Channelings, als neue Chakren auf. Obwohl die direkte Position noch nicht eindeutig geklärt ist und über ihre Attribute noch keine Einigkeit herrscht, werden sie nach der Theorie erst nach dem kollektiven Aufstiegsprozess aktiviert. Das passiert auch dann, wenn wir den gleichen Terminus anwenden. Vermutet wird jedoch, dass sich diese Chakren über unserem Kopf noch über dem neunten Chakra befinden. So sollen ebenso nach dieser Sichtweise die gesamten Chakren in jedem Menschen angelegt sein, allerdings nicht für alle Menschen zugänglich. Das heißt, sie sind inaktiv und diese Dimension kann nicht bewusst erreicht werden. Durch das spirituelle Wachstum und dem Aufstiegsprozess können diese Chakren aktiviert werden, so heißt es. Dies soll ebenso der Grund dafür sein, dass manche Menschen diese Chakren wahrnehmen und uns auch erst jetzt in größerer Form zugänglich werden.

WEITERE CHAKREN-SYSTEME

Für die Vollständigkeit wollen wir noch kurz die weiteren Regionen aufzählen, die traditionellen Chakren-Systeme besitzen. Weitere Systeme gibt es von den Hopi und den Zulu aber auch von den Cherokees. Allerdings sind diese Systeme so gut wie nicht verbreitet. Sie zeigen allerdings eine große Übereinstimmung mit den oben aufgezählten Systemen und werden daher noch einmal kurz erwähnt.

Wie wir unsere Chakren heilen können

D urch unterschiedliche Eindrücke kann es vorkommen, dass die Seele ihre eigentliche und wahre Natur vergisst, indem diese Eindrücke sehr stark auf unsere inkarnierte Seele wirken. Sind die seelischen Blockaden geheilt, kann erreicht werden, dass unsere Seele wieder bewusst ihren Zugang zu der Ganzheit sowie zu der Verbundenheit mit allem zurückerlangt. Es kommt allerdings darauf an, in welcher Erfahrungsebene genau diese Blockaden und in welchem Umfang die Blockaden vorliegen. Ebenso spiegeln die bestehenden Blockaden sich recht häufig auf die korrespondierenden Chakren und dem physischen Körper wider. Es kann sich vorgestellt werden wie eine Art Muskelverspannung unseres physischen Körpers. Besteht also im energetischen Bereich eine Verspannung, verhindert diese, dass Energie fließen kann. Die Folge ist ein blockiertes Chakra. In der Chakra-Heilung beschäftigen wir uns in erster Linie mit dem Auflösen der Blockaden innerhalb der Chakren. So wie es auch bei Muskelverspannungen unterschiedliche starke Ausprägungen und Ursachen gibt, ist es genauso bei den Chakrablockaden.

Selbst für die unter uns, die spirituell bereits hoch entwickelt und sehr fortgeschritten sind, bietet das alltägliche Leben immer wieder Ursachen und Gründe, weshalb es zu Verspannungen kommen kann. Die Folge ist ein Energiesystem, welches aus dem Gleichgewicht gebracht wurde. Der Vorteil hierbei liegt jedoch in der Tatsache, dass diese Verspannungen durch die gezielte Meditation und der Energiearbeit recht leicht wieder gelöst werden können. Am besten empfiehlt es sich die Meditationsübungen immer morgens und abends durchzuführen. So können bestehende oder entstehende Dysbalancen schnell wieder ausgeglichen werden, bevor sie sich in eine Gewohnheit des Systems entwickeln. Der beste Schritt allerdings ist, dass wir von Anfang an immer mit einer großen Achtsamkeit und Verbindung zu unserer Seele durch den Tag gehen. Hierdurch können solch energetische Verspannungen deutlich schneller wieder losgelassen werden.

Bei tief sitzenden Blockaden sieht es allerdings etwas anders aus. Hier sind die Ursachen eher in den Bereichen des Traumas, der schweren seelischen Verletzung und den karmischen Erlebnissen zu suchen. In der Regel reichen bei solchen Blockaden die einfache Meditation und Energiearbeit nicht aus. In der Regel bestehen hier mehrere zusammenhängende Aspekte, deretwegen unser Bewusstsein nicht nur leicht verspannt ist. In diesen Fällen sind sie eher chronisch verkrampft und abgespalten. Die Folge ist, dass unsere Erfahrung in dieser Ebene stark wie durch eine Art Filter getrübt wird. Dies spiegelt sich ebenso auf die ständig wiederkehrenden Erlebnisse, sowie in dem beschränkten Mustern unseres Denkens, Verhaltens, Fühlens und Erlebens, wider.

So kann beispielsweise eine Geburt die traumatisch verlief, der Auslöser dafür sein, dass man generell unsicher und schmerzhaft durchs Leben geht. Dies kann wiederum zu einer unwissentlichen und generellen Ablehnung des Lebens und des eigenen Körpers führen. Ist dies geschehen, kann es durch die weitere Entwicklung zu unterschiedlichen Verhaltensweisen, sowie einer sehr bestimmten Art und Weise führen, wie wir unser Leben betrachten, leben und erleben.

Die unterschiedlichen Formen der Chakren-Arbeit

Um mit den Chakren zu arbeiten, gibt es unterschiedliche Möglichkeiten. So können wir mit dem Chakrenausgleich bestehende leichte und mittlere Dysbalancen ausgleichen und erreichen einen harmonischen Fluss von Lebensenergie, sowie ein harmonisches Zusammenspiel der Chakren, um den entsprechenden Entwicklungsstand wieder herzustellen.

Als Chakrenöffnung wird der generelle Prozess der Chakrenöffnung verstanden, der im Zuge des spirituellen Wachstums entsteht. Die Chakren durchlaufen hier verschiedene Grade und Entwicklungsstufen der Öffnung.

Unter der Chakraarbeit wird jede Form verstanden, die mit Chakren arbeitet. Hier spielen vor allem die Chakra-Meditation oder Chakra-Yoga eine große Rolle. Doch auch die von der Allgemeinheit eher unbekannteren Methoden, mit den Chakren zu arbeiten, bieten eine sehr schöne Möglichkeit. So stehen bereits in alten, aus Indien stammenden Überlieferungen der Chakren, besondere Verweise auf die bestehende Resonanz der Chakren mit bestimmten Elementen, Tönen und Klängen, Farben, Silben und auch symbolischen Gottheiten. Diese Resonanzen sind natürlich, wie wir uns vorstellen können, nicht zufällig gewählt, sondern sie offenbaren die besondere und faszinierende Verbindung zwischen uns Menschen mit dem Universum. Vielleicht kennen ein paar unter uns den Spruch „Wie oben, so unten und wie innen, so außen". Nahezu jede Weisheitstradition auf unserem Planeten drückt nochmals deutlich die Entsprechungen des Makrokosmos und des Mikrokosmos aus, welche in dem eben zitierten Spruch immer wieder zum Ausdruck kommt. Wir kennen aus der Astrologie, die überlieferten Entsprechungen des Körpers der Menschen sowie des Geistes mit den unterschiedlichen Kriterien der Natur sowie des Kosmos. Ja, selbst unsere modernen Naturwissenschaftler beschreiben das Universum als eine Art Meer voll von Schwingungen. So scheinen getrennte Phänomene eher Kombinationen von verschiedenen Schwingungen aus einem einheitlichen Energiefeld zu sein. Die Schwingungen und die von den Schwingungen ausgehenden Informationen beeinflussen sich gegenseitig. So sind die Schwingungen ebenso in der Lage, auch in anderen Systemen Schwingungen zu verursachen, das Bezeichnen wir als Resonanz.

Die Chakrenheilung ist eine intensive, unter Umständen sogar therapeutische Arbeit mit den Chakren. Hier besteht das Ziel in der Auflösung bestehender energetische Blockaden und der weiteren Öffnung.

ANSÄTZE UND METHODEN DER CHAKRENHEILUNG

Die Resonanz mit einem anderen Bewusstsein, zum Beispiel eines Heilers, kann die Seele in die Resonanz zu der Schwingung eines anderen Menschen bringen. Der Vorteil liegt hier auf der Möglichkeit, dass so eine starke Wirkung auf die Chakrenheilung erreicht werden kann. Die Nachteile bergen die Gefahr von Projektionen und der Gefahr von Abhängigkeiten. Ebenso wie das nicht Erkennen der tatsächlichen Ursachen und der nicht bewusst durchlebten Heilung.

Durch die Expansion unseres Bewusstseins erzielen wir, dass wir uns wieder an die echte Natur der Seele erinnern. Dies ist vor allem bei der Energiearbeit und der Meditation der Fall und gilt normalerweise als sehr langfristig und wirksam. Nachteilig ist allerdings, dass die Wirkung stark von dem Entwicklungsgrad des Anwenders abhängt. So ist vor allem bei den Anfängern unter uns das Auflösen schwerer und hartnäckiger Blockaden sehr schwierig. Vor allem jedoch starke karmische Probleme können von Anfängern mit dieser Methode nahezu unmöglich erkannt und gelöst werden. Daher empfiehlt sich diese Variante eher für die Fortgeschrittenen unter uns.

Mit Klang und Musik erreichen wir eine Resonanz auf der Schwingungsebene und erreichen eine unbewusste Erinnerung an die wahre Natur unserer Seele. Diese Methode ist sehr intuitiv und unmittelbar. Als Schwierigkeit besteht hier, dass wir uns sehr tief darauf einlassen müssen, sowie die großen Unterschiede und Wirkungsgrade zwischen der Musik und dem Klang.

Bei den Farben ist die Wirkungsweise ähnlich wie bei der Musik. Es entsteht eine Resonanz auf Schwingungsebene. Als großer Vorteil ergibt sich hier die flexible Einsetzbarkeit als generelle Unterstützung. Vor allem eignen sich die Farben der Natur, wie beispielsweise rot und orange – die Farben des Sonnenuntergangs. Die Wirkung ist allerdings abhängig von den persönlichen Assoziationen und dem jeweiligen Zugang des Anwenders. Ebenso hängt die Wirkung von der Qualität der Farben ab.

Auch die Edelsteine wirken aufgrund von Resonanz auf die Schwingungsebene. Sie sind sehr kraftvoll und können überall flexibel und unbemerkt eingesetzt werden. Sie eignen sich vor allem bei seelischen und karmischen Blockaden. Die Schwierigkeit besteht allerdings bei der Auswahl der richtigen Steine. Dies kann vor allem für die Anfänger unter uns wieder schwierig werden. Ebenso ist der Impuls recht stark und so kann bei starken Blockaden instinktiv der falsche Edelstein ausgewählt werden. Manche Menschen berichten, dass es bestimmte Heilsteine gibt, die sie aufgrund von ihrer Intensität als besonders anstrengend empfinden.

Bei den Aromen und Düften entsteht ebenso wieder eine Resonanz auf die Schwingungsebene. Sie bieten eine sanfte, angenehme, aber dennoch tiefe Wirkung und wirken intuitiv, unmittelbar und direkt auf das limbische System. So kann die richtige Zusammenstellung an Düften selbst die stärksten Blockaden lösen. Durch diese Methode können wir selbst bei starken Blockaden leichter den richtigen Heilansatz und die richtige Mischung finden, als es bei anderen Methoden der Fall ist. Die Schwierigkeit besteht dennoch in dem Auffinden der richtigen Duftstoffe in der richtigen Kombination, welche für Anfänger recht schwierig sein kann. Für die Anfänger unter uns gibt es aber die Möglichkeit, fertig gemischt Duftstoffe zu erwerben oder diese von erfahrenen Leuten mischen zu lassen. Die Anwendung ist meistens nur Zuhause möglich.

Durch Yoga, Sport und Tanzen oder andere körperliche Arbeit entsteht eine Rückkopplung aus der energetischen in die körperliche Ebene. Der Vorteil dieser Methoden ist die teils sehr stark öffnende Wirkung und sollte nach Möglichkeit immer mit zu einer ganzheitlichen Therapie dazugehören. Es stärkt unseren physischen Körper und kann die verbundenen physischen Verspannungen und Probleme lösen. Als Nachteil hierbei lässt sich sagen, dass es wieder abhängig vom Bewusstsein und der körperlichen Fähigkeit des Anwenders ist. Machen wir auf der körperlichen Ebene halt, sind die erzielten Ergebnisse meist nur flüchtig. Bei karmischen oder seelischen Blockaden empfiehlt es sich, aufgrund der nicht sehr starken Wirkung, nicht.

Der Chakrentest – Blockaden finden, erkennen und lösen

U nsere Chakren arbeiten für die Vitalität unseres Körpers und unseres Geistes. Sofern keine Blockaden bestehen, drehen sie sich in der richtigen Frequenz und in der optimalen Richtung. Hierdurch kann die Energie umgewandelt werden und so über die entsprechenden Energiekanäle durch unseren gesamten Körper fließen. Wie auch bei einer Reise von Hamburg nach München dürfen für eine reibungslose Fahrt keine Baustellen mit gesperrten Abfahrten sowie Stau aufkommen. Genauso ist es auch hier.

Es ist also notwendig, dass unsere Chakren entsprechend weit geöffnet sein müssen. Ebenso sollten die Energiebahnen frei sein, damit die Energie optimal durch unseren Körper fließt. Ist dies nicht der Fall, entstehen durch negative Einflüsse Blockaden – „Stau". Diese Blockaden treffen schließlich die Chakren selbst oder die Energiekanäle, wodurch die Chakren in ihrer Funktion deutlich eingeschränkt werden.

Das Gleichgewicht der Energiezentren durch den Chakren-Ausgleich

Wie wir bereits wissen, stehen die Chakren und die Energiekörper in einer starken Wechselwirkung zueinander. Das bedeutet, wenn ein oder auch mehrere Chakren ihre Aufgabe nicht mehr richtig erfüllen können und entsprechend gestört sind, wird dies häufig von den umliegenden Chakren ausgeglichen. Somit sind in den meisten Fällen die umliegenden Chakren sowie die Resonanzchakren, mitbetroffen. Daher sollten wir die Chakren nicht einzeln betrachten, sondern immer als ein einheitliches Ganzes. Unser Energiesystem durchläuft verschiedene Entwicklungsstufen bzw. Schwingungsniveaus während der spirituellen Entwicklung. Hierbei entwickelt sich idealerweise jedes einzelne Chakra gleichmäßig und harmonisch zu den anderen. Doch leider ist dies in der Praxis selten der Fall. Durch Heilphasen kann dieses System aus dem Gleichgewicht geraten. Um das Gleichgewicht wieder herzustellen, eignet sich vor allem der Chakrenausgleich.

Auffallend ist, dass die bestehenden Symptome eines Chakras häufig sehr dicht mit den angrenzenden Chakren zusammenhängen. Es ist daher ratsam, wenn wir unsere Chakren ausgleichen wollen, immer mit den umliegenden Chakren auch zu arbeiten. Ist ein Chakra überlastet, sollten wir dieses nicht noch weiter beanspruchen. In diesen Fällen sollten wir eher die umliegenden Chakren stärken, sodass das sehr belastete Chakra, durch die Stärke der umliegenden entlastet wird. Ebenso dürfen wir nicht vergessen, dass die Heilratschläge welche für bestimmte Chakren als durchaus positiv gelten, sich immer auf eine Unterfunktion beziehen. Besteht also eine Überfunktion können diese Maßnahmen sich durchaus als kontraproduktiv erweisen.

Für die Unterstützung eines Chakraausgleichs, empfiehlt sich vor allem die Aromatherapie, das Räuchern und die Edelsteintherapie.

Bevor wir nun also mit dem Ausgleich unserer Chakren beginnen, sollten wir uns erstmal die Frage stellen: Ist oder sind unsere Chakren beeinträchtigt, leisten also nicht mehr ihre eigentliche Funktion oder sind diese überstrapaziert und energetisch überlastet? In gewissen Büchern und allgemein in der Literatur wird oft berichtet, dass die Chakren entweder offen oder geschlossen sein können. Tatsächlich ist es allerdings so, dass die harmonische Funktion, so wie wir sie gerne hätten, deutlich von den Wechselwirkungen und wie weit das jeweilige Gesamtsystem entwickelt ist, abhängt. Generell können wir durch eine Bestimmung des energetischen Zustandes unserer Chakren die erste Unterscheidung treffen.

Bei der harmonischen Funktion sind unsere Chakren möglicherweise nicht komplett geöffnet, jedoch erfüllt es seine Aufgaben und Funktionen entsprechend des Entwicklungsstandes unseres Gesamtsystems in einer harmonischen und gesunden Art und Weise. Wir können daher dieses Chakra als stabilisierenden Pol im Rahmen der Chakren-Heilung verstehen.

Besitzt ein Chakra eine Unterfunktion bzw. eine Blockade, sind die Funktionen des jeweiligen Chakras deutlich eingeschränkt. Energetisch ist es abgeschnitten und unterversorgt, weshalb es seine eigentliche Aufgabe kaum oder nicht erfüllen kann. Die Auswirkungen und Symptome eines blockierten Chakras sind je nachdem welches Chakra betroffen ist, Probleme der zusammenhängenden physischen Aspekte sowie die mangelhafte Entwicklung unserer geistigen Qualitäten.

Bei einer Überbelastung oder einer Stauung, zeigen die angrenzenden Chakren des blockierten Chakras, eine Stauung der Lebensenergie auf. Diese angrenzenden Chakren sind in der Regel energetisch deutlich überlastet. Wir können uns das vorstellen wie bei einem Staudamm, wodurch eine stark ausgeprägte Disharmonie zwischen den Chakren und dem Gesamtsystem entstehen kann. Diese deutliche Überbeanspruchung der angrenzenden Chakren, kann sich in der Persönlichkeit widerspiegeln, ebenso können diese Chakren ihre Schattenseiten aufzeigen, obwohl sie im nicht gestörten Zustand, deutlich positive Eigenschaften besitzen. Je nachdem welche Chakren betroffen sind, können auch entsprechende körperliche Symptome festgestellt werden. Hier wären vor allem die physischen, die emotionalen und mentalen Aspekte zu nennen.

CHAKRENAUSGLEICH-MEDITATION

Diese Form der Meditation eignet sich vor allem für die tägliche Anwendung. Sie kann von jedem ohne Bedenken durchgeführt werden. Das Ziel dieser Meditation ist der Ausgleich der Chakren. Erzielt werden kann dies durch die Verbindung zu den entsprechenden höheren Schwingungsebenen. Sie eignet sich vor allem für den Ausgleich kleinerer Dysbalancen. Da diese Form der Meditation mit einer bestimmten Atemtechnik arbeitet, empfiehlt es sich diese vorher einmal zu üben. Dafür legen wir unsere Zungenspitze an den Gaumen.

Eine weitere Möglichkeit ist das Ablegen der Zunge direkt hinter unseren oberen Schneidezähnen. Wir entspannen unseren Unterkiefer. Während wir atmen erlauben wir der Luft in unserem Rachen ein scharfes Geräusch zu machen. Es beruhigt unser Hals- und Stirnchakra und wirkt sich ebenso positiv auf unseren Geist aus. Zur Erklärung dieser Meditation, wir atmen immer abwechselnd in unser Kronenchakra und in ein anderes Chakra. So wird beim Einatmen reines weißes Licht durch das achte Chakra eingeatmet und wenn wir ausatmen fließt schließlich die Energie in das entsprechende andere Chakra. Atmen wir ein weiteres Mal ein, atmen wir die Energie wieder Richtung Kopf in unser achtes Chakra. So ergibt sich ein vollständiger und runder Kreis.

- Wir begeben uns dorthin, wo wir uns wohlfühlen und wir uns entspannen können. Dies kann ein bestimmtes Zimmer sein oder aber auch draußen in der Natur

- Wir sitzen im Schneidersitz oder Lotusblütensitz, unsere Handflächen liegen auf unseren Knien oder wir falten sie in unserem Schoß
- Für den optimalen Energiefluss achten wir auf eine gerade Körperhaltung
- Wir schließen die Augen
- Wir konzentrieren uns auf die Position über unserem Scheitelchakra. Wir atmen in den Bereich des Chakras, reines und weißes Licht hinein
- Wir pausieren nach dem Einatmen, die Energie baut sich immer weiter aus, das Fühlen
- Wir richten unsere Aufmerksamkeit nun auf unser Scheitelchakra und atmen die Energie abwärts des Scheitelchakras und erlauben die Entspannung und die Öffnung des Chakras
- Wir nehmen eine kurze Pause, nachdem wir ausgeatmet haben, wir lassen das Chakra sich entspannen und ausdehnen
- Wir konzentrieren uns auf den Punkt über unserem Kronenchakra und atmen so ein wie vorher
- Unsere Aufmerksamkeit richtet sich jetzt auf unser Stirnchakra und atmen die Energie durch unseren Kopf
- Wir lenken unsere Aufmerksamkeit nun wieder auf den Bereich über unserem Kronenchakra und schließen einen Kreis auf der Rückseite unseres Stirnchakras. Wir lassen reines und weißes Licht von oben hinab
- Wir gehen wieder ein Stück tiefer, wir richten unsere Aufmerksamkeit auf unser Halschakra und führen es fort wie bei den vorherigen Chakren
- Wir wiederholen diese Abfolge, bis wir bei dem Wurzelchakra angekommen sind
- Angekommen beim Wurzelchakra, arbeiten wir uns genauso wieder bis zu unserem Scheitelchakra nach oben

- Oben angekommen fühlen wir die Nachwirkungen und entspannen uns, wir lassen uns tief in die Meditation sinken
- Wir beginnen nach einer für uns angemessenen Zeit, die Augen langsam und behutsam zu öffnen. Wir werden uns unserer Umgebung nach und nach wieder bewusst

Wie wir unsere Chakren öffnen können

B ei der Chakraarbeit und der Chakrenheilung ist das Ziel neben der Reinigung und dem Ausgleich, dass wir es schaffen, unsere Chakren zu öffnen. Bevor wir mit der Arbeit der Chakren beginnen, sollten wir im Vorfelde verstehen, dass die Arbeit mit den Chakren im eigentlichen Sinne Bewusstseinsarbeit ist. Demnach bedeutet es eigentlich das Bewusstsein zu öffnen, wenn wir über die Öffnung der Chakren sprechen. Wir arbeiten also eher mit unseren Bewusstseinsinhalten, die eines oder mehrere unserer Chakren in der Funktion stören, als mit den Chakren direkt. Demnach ist ebenso die Arbeit an unserem Bewusstsein stets notwendig, wenn wir unsere Chakren öffnen möchten. Doch haben wir dies geschafft, können wir von unseren Chakren eine systematische, umfassende und dennoch einmalige Landkarte unseres eigenen Bewusstseins erwarten, welche uns ebenso ermöglicht, leichter die Ursachen und die Zusammenhänge in der Selbstdiagnose zu erkennen.

Vor allem das Internet bietet zahlreiche Missverständnisse im Bereich der Chakraöffnung. So wird im Internet für die Öffnung der Chakren, meistens die Chakra-Meditation, Yoga, Aromatherapie und oder Mantras empfohlen. Hier ist zu erwähnen, dass alle diese Ansätze zwar eine starke Wirkung auf unsere Chakren und uns als Ganzes besitzen, allerdings eher als ein Teil des unterstützenden ganzheitlichen Heilansatzes zu betrachten sind. Auch sind die invasiven energetischen Heilmethoden wie beispielsweise Reiki nicht von nachhaltiger Dauer. Diese wirken zwar ebenso harmonisierend und energetisierend auf die Chakren, allerdings bieten sie keine Möglichkeit die Ursache der Blockade aufzulösen. Es kann also dazu kommen, dass die Blockade wieder neu entsteht, sobald die entsprechenden Bewusstseinsinhalte wieder aktiviert werden. Dies kann nur verhindert werden, wenn wir die Ursache für die Blockade finden.

Daher sollten wir uns deutlich machen, dass es für eine langfristige und generelle Öffnung der Chakren notwendig ist, eine komplette und geistig-seelische Heilung, sowie eine tiefgehende energetische und spirituelle Transformation zu durchlaufen. Demnach ist die anhaltende Öffnung der Chakren übereinstimmend mit der energetischen, aber auch mit der spirituellen Transformation.

BEWUSSTSEINSARBEIT ZUR CHAKRAÖFFNUNG

Damit wir auch verstehen, weshalb die Bewusstseinsarbeit bei der Öffnung der Chakren helfen kann, gehen wir noch einmal kurz auf die Thematik der feinstofflichen Zusammenhänge ein. Demnach liegt in der Chakrenlehre der Hauptteil unserer individuellen Bewusstseinsinhalte in den feinstofflichen Energiekörpern der Aura. Unserer Aura. Hier übernehmen die Chakren die Arbeit des Übersetzers, sodass die Inhalte unserer körperlich-geistigen Erfahrung auch erlebt werden können. Dies funktioniert allerdings auch umgekehrt. So haben ebenso die körperlich-geistigen Erfahrungen Einfluss auf die feinstofflichen Bereiche, sowie unsere Seele. Hier ist besonders zu erwähnen, dass intensiv erlebte Ereignisse und Erfahrungen einen deutlichen energetischen Eindruck hinterlassen. Hier spielt es keine Rolle, ob diese Erfahrungen nun positiv oder negativ waren.

Dieser energetische Eindruck wird in der yogischen Tradition auch Samskara genannt. Besteht also in unserem Energiefeld ein solcher energetischer Eindruck, kommt es in jeder darunter liegenden Ebene zu den entsprechenden Auswirkungen. Diese Auswirkungen können die Beeinträchtigung des zusammenhängenden Chakras und das Ausbilden der verschiedenen Denk- und Verhaltensweisen auf der körperlich-geistigen Ebene, darstellen.

Aus diesem Grund kann es bei einem Geburtstrauma auch dazu führen, dass das Samskara das Wurzelchakra krampfhaft verschließt. Ist dies der Fall, kann es zu einer dauerhaften Filterung der Wahrnehmung, die Erscheinung eines leidvollen und unsicheren Daseins führen woraus sich weitere Verhaltensweisen entwickeln. So können die Verhaltensweisen und das gestörte Wurzelchakra nur dann geheilt werden, wenn wir diese Erfahrung des Samskaras bewusst verarbeiten.

Den direktesten und tiefliegenden Zugang zu unseren Bewusstseinsinhalten bieten die Chakren. Da die Samskaras sich in unseren Chakren in Form einer energetischen Verspannung äußern, können wir recht schnell und direkt diese erspüren, zu den tiefen Ursachen gelangen und diese heilen.

DER GANZHEITLICHE ANSATZ ZUR CHAKRAÖFF-NUNG

Unsere Chakren blockieren und verschließen sich durch die Beeinträchtigung geistiger-seelischer Themen. Für die Öffnung der Chakren gibt es daher zwei wichtige Punkte. Wir müssen geistige und seelische Heilarbeit zu unseren eigenen und individuellen persönlichen Themen, also Blockaden, Überzeugungen, Traumata und auch Karmaarbeit, leisten. Ebenso müssen wir die Unterstützung und Energetisierung der Chakren erreichen. An diesem Punkt ist es wichtig zu erwähnen, dass nicht bei jedem unter uns die gleichen Techniken denselben Heilerfolg mit sich bringen. Jeder empfindet es anders, daher ist der persönliche Heilweg eine durchaus individuelle Angelegenheit. Jedoch gibt es einige Techniken und Methoden, die bei vielen Menschen bereits Positives erreicht haben, weshalb wir diese auch kurz aufzählen wollen.

1. Wo liegen die Hauptthemen?

Durch die Chakra-Grundmeditation, den Themen des alltäglichen Lebens, körperlichen Beschwerden und Verspannungen, der Selbstanalyse durch die Chakrenthemen, müssen wir herausfinden in welchen Chakren die Hauptthemen liegen. Das Ziel ist das Verstehen des aktuellen Standes und eine sinnvolle Gestaltung unseres individuellen Heilweges

2. Beobachtung

Indem wir unsere Ängste und Verspannungen in gewissen Situationen spüren, unsere Gedanken und Gefühle beobachten und uns bewusst auf Gefühle einlassen, erreichen wir eine genaue Beobachtung der Chakra-Themen in unserem täglichen Leben. Wir wollen so in den Kontakt mit unseren unbewussten Emotionen, Ängsten, Traumata, Verhaltensweisen, Wunden und auch Überzeugungen kommen.

3. Meditation und Energiearbeit

Durch den Chakrenausgleich, die Chakra-Grundmeditation oder die Chakra-Meditationen und Pranayama, wollen wir eine intime Beziehung zu den jeweiligen betroffenen Chakren sowie eine energetische Unterstützung erreichen

4. Körperarbeit

Durch eine geeignete Körperarbeit wie zum Beispiel Yoga, Tanzen, Fitness und Massagen, Körper- und Atemtherapien, wollen wir die Heilung der körperlichen Ebene, dem Bewusstwerden und dem Auflösen von bestehenden körperlichen Blockaden, erreichen.

5. Schwingungsebene

Durch spezielle Klangschalen, Farben, Heilsteine und Gerüche unterstützen wir die Schwingungsebene und erreichen eine feinstoffliche Unterstützung für die Stabilisierung und die Anregung nach dem Resonanz-Prinzip.

Die Chakrenreinigung – Bahn frei für die Energie

U nser Energiefeld ist nicht, wie manche es annehmen, ein geschlossenes System. Unser Energiefeld ist wie eine Wolke aus Energie, welche sich um uns herum befindet. Vor allem dann, wenn wir in Kontakt mit vielen verschiedenen Menschen kommen, durchdringen sich die Auren recht stark. Hierdurch werden die Energie und die Resonanzphänomene ausgetauscht. Das bedeutet, dass wir unbewusst Schwingungen aufnehmen. Ebenso kann unser System in Resonanz zu Fremdenergien stehen.

Diese Probleme treten vor allem in Städten und allgemein an Orten mit vielen Menschen auf. Aus diesem Grunde braucht unser Energiesystem, wie auch unser physischer Körper, eine Pflege, Reinigung und einen Schutz. Vor allem eine gute Beziehung zu unserem Körper sowie die gute Erdung und die Vertrautheit unserer eigenen Energie, bieten hier den größten Schutz. Aufgrund der Tatsache, dass wir vor allem dann unseren naturgemäßen Schutz verlieren, wenn wir unter Stress oder Müdigkeit leiden, sollten wir regelmäßig die Chakren reinigen und auf Stressvermeidung und ausreichend Schlaf achten. Sind die Chakren nicht beeinträchtigt, kann schon die Chakra-Meditation oder der Chakrenausgleich zu einer Reinigung führen.

Haben sich jedoch die Fremdenergien deutlich festgesetzt, lässt es darauf schließen, dass diese auch mit unseren eigenen individuellen Themen zu tun haben und eine Resonanz zu unseren Energien besitzen und daher auch bestehen bleiben. In diesem Falle bringt es uns nichts nur eine energetische Reinigung durchzuführen, denn diese Fremdenergien würden sich immer wieder festsetzen. Wir müssen diese persönlichen Themen also bearbeiten.

Vielleicht ist es dem Einen oder Anderen unter uns schon mal aufgefallen, dass wir zu bestimmten Menschen eine ganz besondere Bindung besitzen. Diese Bindung manifestiert sich als Energieverbindung. Sei es jetzt auf emotionaler oder auf mentaler Ebene. Uns sind diese Verbindungen nicht immer bewusst, sie können auch unterbewusst durch unterdrückte Anhaftungen und auch über eine große Entfernung bestehen. Vor allem an dem Herzchakra, dem Solarplexuschakra und dem Sakralchakra entstehen häufig negative Energieverbindungen. In Fällen der geistigen Manipulation eines Menschen und dessen Machtspielchen, ist das Solarplexuschakra ziemlich häufig betroffen. Wahrgenommen werden kann das durch Schmerzen oder andere unangenehme Empfindungen in diesem Bereich des Solarplexuschakras.

DIE ANLEITUNG DER CHAKRENREINIGUNG

Damit wir die Chakren reinigen können, gehen wir an einen Ort wo es ruhig und wir ungestört sind, einen Ort, an dem wir uns wohlfühlen und wir uns entspannen können. Wir sitzen in einer entspannten Position aufrecht. Die Chakrareinigung wird in zwei „Abschnitte" unterteilt. Wir beginnen mit dem ersten.

Wir reinigen unser Energiefeld
- Wir schließen unsere Augen und achten auf unsere Atmung
- Wir lassen jede Anspannung los und gehen mit unserer Aufmerksamkeit einmal durch unseren Körper hindurch
- Wir spüren die Erde, die unter uns ist, die uns trägt und auf der unser Körper aufliegt. Wir stellen eine Anbindung zu ihr her und lassen los
- Wir geben uns der Gravitation vollkommen hin und umarmen sie. Wir entspannen uns in diesem Gefühl der Geborgenheit und der Stabilität

- Wir werden uns wieder bewusst, dass alles aus Licht und Energie besteht. Das gesamte Universum und wir auch, wir spüren unsere eigene Energie
- Wir spüren unser Energiefeld wie ein Gefäß, welches komplett mit Energie gefüllt ist. Wir konzentrieren uns und fragen uns, wo die Energie sich klar und leicht anfühlt und wo eher dicht und schwer
- Wir lassen die schwere und die dichte Energie nach unten hin abfließen. Während diese unten abfließen, fließt von oben wieder klare und reine Energie nach. Das Gefäß füllt sich wieder mit reiner Energie
- Wir führen es fort, bis sich unser Energiefeld, unser Gefäß, ganz klar und licht anfühlt.

Wir reinigen die Chakren

- Wir konzentrieren uns auf die Position des Chakras, mit dem wir auch arbeiten möchten. Unsere gesamte Aufmerksamkeit ist auf diesen Bereich gerichtet und wir atmen und spüren beständig in diesen hinein
- Wir versuchen die dortigen Anspannungen des Chakras komplett loszulassen
- Wir stellen uns vor, dass in den Boden lange Wurzeln wachsen, so können wir eine Verbindung zu der Erde erreichen. Wir fühlen die daraus entstehende Stärke und den daraus resultierenden Halt, welche aus der entsprechenden Verbindung zu uns fließen
- Diese Vorstellung behalten wir bei, bis wir ein festes und deutliches Gefühl der Verwurzlung und der Standfestigkeit bekommen und sich dieses weiter ausdehnt
- Während wir einatmen, atmen wir reines und weißes Licht in unser Chakra hinein

- Während wir ausatmen, lassen wir die schwere und dunkle Energie los
- Jeder einzelne Atemzug führt zu der weiteren Ausdehnung des Chakras, wir machen dies weiter bis es anfängt zu leuchten
- Wir behalten die Atmung eine Weile bei und lassen jede schlechte Energie los
- Kommt ein Gefühl der Leichtigkeit, der Klarheit und der Expansion auf, können wir in unserem eigenen tempo die Meditation beenden.

Das Reinigen der Energieverbindungen

Für diese Meditation begeben wir uns wieder an einen Ort, an dem wir uns wohlfühlen und wir gerne sind. Wir sitzen wieder angenehm in einer aufrechten Position.

- Wir schließen unsere Augen und konzentrieren uns auf unsere Atmung
- Unsere Aufmerksamkeit wandert durch unseren gesamten Körper, wir lasse jede Anspannung los
- Wir spüren unsere eigene Energie und sind voll und ganz in unserem Körper
- Wir visualisieren die Person, zu der wir diese Energieverbindung spüren
- Wir spüren, wo wir diese Verbindung in unserem Körper wahrnehmen können
- Wo ist diese Verbindung? Wie fühlt es sich für uns an und wie sieht diese aus?
- An diesem Punkt fragen wir uns, ob wir bereit sind, diese aufzulösen
- Wir visualisieren oder spüren uns und die entsprechende Person, sowie die Energieverbindung, welche wie eine Art Faden

zwischen uns besteht und welche wir durch die Chakren wahrnehmen können

- Wir trennen diese Verbindung mit einer kräftigen und entschlossenen Geste. Wem es hilft, kann sich hierbei ein Messer, Schwert, Lichtstrahl oder eine Schere vorstellen.
- Wir atmen das abgeschnittene Ende zu unserem Chakra zurück und spüren unsere eigene Integrität und unsere Vollständigkeit.
- Wir visualisieren nochmals die Person und kontrollieren unser Feld. Sollte die Energieverbindung der Person zurückkehren, sollten wir überlegen was wir von dieser Person zu brauchen glauben oder was wir von dieser Person möchten. In diesem Falle fragen wir uns, ob wir loslassen können und uns dieses was wir von der Person zu brauchen glauben, selbst geben können.
- Kehrt die Verbindung zurück, können wir die Meditation wiederholen
- War die Meditation nach der ersten Durchführung erfolgreich, bedanken wir uns bei der Person für die Lektionen, die wir dadurch erfahren konnten und lassen diese gehen
- Wir achten ein letztes Mal auf unser Energiefeld und atmen reines weißes Licht in unser Chakra
- Wir öffnen langsam und behutsam in einer für uns angenehmen Zeit die Augen.

Chakren behandeln durch Aromatherapie/Räuchern

Zum Öffnen und Ausgleichen blockierter Chakren, werden häufig Aromen und Düfte eingesetzt. Vor allem das Räuchern dient als ein sehr wirksames Hilfsmittel in der Chakratherapie. Hier kommt es ganz auf die harmonische Mischung an. Bei der Aromatherapie machen wir uns unseren Geruchssinn zu Nutze, welcher einen Direktzugang zu unserem limbischen System ermöglicht.

Unser Geruchssinn stellt den einzigen unserer fünf Sinne dar, der nicht durch unseren Verstand oder unserem Unterbewusstsein getäuscht oder verfälscht werden kann. So berühren die Gerüche unser tiefes Unterbewusstsein und unser höheres Bewusstsein, unsere Seele. Man kann also sagen, dass wenn wir etwas riechen, es an unserem Verstand vorbeigeht. In unserem Leben findet der Geruchssinn im Vergleich zu unseren anderen Sinnen keine allzu große Beachtung. Schon nach der Geburt ist dieser komplett entwickelt und vor allem in unseren ersten Lebensmonaten ist der Geruchsinn einer der am stärksten vorherrschenden Sinne.

Der Geruchssinn hat also im Laufe der Evolution eine Entwicklung durchgemacht, wobei es damals eine zentrale Rolle spielte. So nutzten beispielsweise unsere Vorfahren ihren Geruchssinn ähnlich wie wir es auch heute noch bei den Tieren beobachten können. Doch die immer weiterschreitende Entwicklung der Sprache und der Schrift führte dazu, dass der Geruchssinn immer weniger Beachtung bekam. Doch auch heute noch benutzen wir ihn instinktiv. Zum Beispiel, wenn wir im Supermarkt sind und an dem Obst riechen, um festzustellen, ob es schon genießbar ist oder wir am Feld oder im Wald spazieren gehen, etwas riechen und es direkt zuordnen können. Unser Bewusstsein hat den Geruch mit etwas anderem assoziiert.

Doch Gerüche haben eine wichtige Aufgabe. So besitzen sie einen Direktzugang zu dem limbischen System. Das limbische System ist ein Teil des Stammhirns, welches vor allem Emotionen und Erinnerungen verarbeitet. Demnach besitzen Gerüche die Eigenschaft unsere Emotionen zu kontrollieren, was wir nicht bewusst steuern können. Auch in unserem täglichen Leben spielen Gerüche eine unbemerkte Rolle. Zum Beispiel bei zwischenmenschlichen Beziehungen. So steht das Sprichwort „sich gut riechen können" für Hingezogenheit und entsprechende Sympathie. Es wird bestimmt auch jeder von uns schon mal erlebt haben, dass wenn wir einen bestimmten Geruch wahrgenommen haben, wir uns plötzlich an eine bestimmte Sache erinnern. Das liegt an der Eigenschaft, dass Gerüche von unserem Gehirn mit bestimmten Erinnerungen verknüpft werden.

DIE GESCHICHTE DES RÄUCHERNS

Zu zeremoniellen, heilenden oder auch spirituellen Zwecken wird das Räuchern eingesetzt. Es ist eine sehr alte Kunst und Tradition, welche bereits für zeremonielle Zwecke in der Steinzeit, bei den Kelten aber auch bei den alten Ägyptern eingesetzt wurde. Ebenso spielte das Räuchern auch im Orient und bei den Ureinwohnern von Nordamerika eine große und spirituelle Rolle. So wird vermutet, dass es bei den heilenden schamanischen Zeremonien eingesetzt wurde. Aus der griechischen Antike sind die ersten therapeutischen Einsätze des Räucherns bekannt. Doch auch im christlichen Europa diente es als ein fester Bestandteil von religiösen Zeremonien und wurde ebenso zur Befreiung der Häuser von Krankheitserregern medizinisch eingesetzt.

Das Räuchern ist also in jeder Gesellschaft ein fester Bestandteil der Rituale und des Lebens. So wurde das Räuchern ebenso für die Kommunikation mit den Göttern oder zu Reinigung und Heilung, sowie für die Besinnung und der spirituellen Öffnung verwendet. Aus den verschiedensten Kulturen wird das Räuchern von Heilkundigen eingesetzt, um den Körper, den Geist und die Seele zu heilen und zu beeinflussen.

Doch nun kommen wir zurück in unsere Zeit. Mittlerweile hat die Bedeutung von Düften und Aromen in Bezug auf Heilung wieder zugenommen, aufgrund von wissenschaftlichen Erkenntnissen. Es konnte wissenschaftlich bewiesen werden, dass Gerüche und Düfte bei Menschen mit psychischen Problemen in manchen Fällen eine bessere Wirkung aufweisen, als gewisse Medikamente. Hier wären als Beispiele die Wirkung des Jasmindufts, welches bei Depressionen eingesetzt werden kann, oder aber auch der Duft von echtem Lavendel – Lavandula Angustifolia, welcher bei bestehenden Ängsten und Anspannungen verwendet werden kann.

ENERGETISCHE SICHT DES RÄUCHERNS UND DER AROMATHERAPIE

Der Rauch von bestimmten Heilpflanzen oder aber auch deren Düfte entsprechen ähnlich wie auch die Klänge und die Farben einem bestimmten Bewusstseinsaspekt. So werden beim Räuchern bestimmte Duftstoffe frei, welche feinstoffliche Informationen in sich tragen. Diese verbinden uns mit den tiefen Essenzen unseres Bewusstseins. Während also unser Geist und unsere Psyche auf der einen Seite befreit und auf der anderen befriedigt werden, regen sie ebenso kraftvoll, aber dennoch sanft die tiefen energetischen Prozesse an. Durch die richtige und gut komponierte Duftmischung ist es uns möglich, die Seele zu erreichen. Das Räuchern besitzt aus energetischer Sicht eine stark lösende, öffnende und unterstützende Wirkung.

CHAKRENÖFFNUNG MIT RÄUCHERN

Wir können uns die energetischen Blockaden vorstellen wie festgefahrene Schwingmuster. Mit diesen hat sich unser Unterbewusstsein identifiziert und hält sie fest. Das positive ist, dass das menschliche Energiesystem eine natürliche Tendenz zur Selbstheilung besitzt. Doch durch die verschiedenen Glaubenssätze, Identifikationen, emotionalen Verletzungen und negativen physischen Erfahrungen, können die energetischen Schwingmuster sich dennoch in unserem Unterbewusstsein und unserem Energiefeld fest verankern und entziehen sich so der Heilung. Hier kommt das Räuchern ins Spiel. Dies führt dazu, dass die festen Schwingmuster „aufgeweicht" werden und die Identifikation um die Blockade wird „gelockert".

In unserem Verstandesbewusstsein kommt die Verletzung wieder hoch, wodurch wir die Möglichkeit bekommen, diese Erfahrung nochmal neu zu betrachten, neu zu verstehen, zu verarbeiten und so die spontane Heilung ermöglichen. Die Folge ist die Öffnung unseres Bewusstseins rund um die Blockade und den erneuten Beginn des Energieflusses. So hilft das Räuchern bei der Erinnerung unseres Energiesystems an seinen gesunden und geheilten Zustand und dabei, die Blockade loszulassen. Jedem einzelnen Chakra wird ein entsprechendes Heilkraut, ein bestimmter Samen oder eine Blüte, eine Wurzel oder Rinde oder auch ein bestimmtes Baumharz, zugeordnet. Bei stärkerer Erwärmung oder Verglimmung geben diese Pflanzenstoffe bereits Räucherdüfte ab.

Diese treten dann mit den jeweiligen Chakren in Resonanz. Wir müssen uns hier allerdings vor Augen halten, dass es sich niemals um einen einzelnen Duftstoff handelt, sondern es immer ein vielfältiger Duftkomplex ist, denn nur durch die Kombination mit gewissen Pflanzenstoffen können wir unser Chakra ansprechen. Dies ist auch der Grund, weshalb synthetische Duftstoffe absolut wirkungslos sind. Ebenso wichtig zu erwähnen ist, dass stets auf eine sehr hohe Qualität der Räucherware zu achten ist. Vor allem die klassischen Räucherstäbchen, die wir so kennen, weisen zumeist und aufgrund von Kostengründen eine eher schlechte Qualität auf.

DIE HAUPTCHAKREN UND DIE DAZUGEHÖRIGEN RÄUCHERSTOFFE

Wenn wir unsere Hauptchakren unterstützen möchten, sollten wir eine oder zwei Stunden mit der entsprechenden Mischung räuchern und so das entsprechende Chakra unterstützen und stärken. Diese Art des Räucherns dient allerdings lediglich zur Unterstützung und nicht für die Auflösung von Blockaden. In diesem Falle müssen mehrere Chakren angesprochen werden. Da jedem Chakra mindestens ein Räucherstoff zugeordnet werden kann, möchten wir diese hier kurz aufzählen.

- Kronenchakra – weißer Olibanum und Jasminblüten
- Stirnchakra – Lavendelblüten und Malvenblüten
- Halschakra – Sandelholz, Minze und Kornblumen
- Herzchakra – Süßgras, Beifuß und Kardamom
- Solarplexuschakra – Süßholz, Sandelholz, Cistrosen-Harz
- Sakralchakra – Orangenschalen, Bernstein und süße Myrre
- Wurzelchakra – Drachenblut, rote Rosenblüten

DIE RICHTIGE RÄUCHERMISCHUNG FÜR DIE CHAKRENTHERAPIE

Damit wir die größte Wirkung erzielen können, sollten immer neben dem Symptomchakra ebenso die angrenzenden Hauptchakren mit bearbeitet werden. Denn das energetische Schwingungsmuster der Blockade sowie das entsprechende Thema sind selten in nur lediglich einem Chakra zu finden. Somit kann der gesamte Prozess der Heilung deutlich vereinfacht werden, wenn wir unsere Chakren als das Verstehen was sie sind. Ein wechselwirkendes System, indem sich die jeweiligen Aspekte gegenseitig deutlich beeinflussen. Es sollte also beim Räuchern immer eine individuelle Räuchermischung ausgewählt werden. Hier werden die Räucherwerke in einem bestimmten Verhältnis an die drei angrenzenden Chakren kombiniert. Wir wählen demnach immer eine Herznote des

Symptomchakras aus. Hinzukommt die Basisnote des darunterliegenden Chakras, sowie die Kopfnote des darüberliegenden Chakras. Werden diese Kombinationen nun richtig gemischt, bekommen wir eine sehr wirksame Heilmischung, die unsere Chakrenöffnung und Heilung bestens unterstützt.

HIERAUF MÜSSEN WIR BEI DER HERSTELLUNG DER RÄUCHERMISCHUNGEN ACHTEN

Bevor wir uns nun dazu entschließen direkt mit der Zusammenstellung der Räuchermischung zu beginnen, sind ein paar Dinge zu beachten. Dadurch, dass wir drei Chakren miteinander kombinieren, müssen wir auch darauf achten, dass unsere Mischung penibel aufeinander abgestimmt und eingestellt wird, damit sie auch ihre harmonische Wirkung entfalten kann. Hinzu kommt, dass dadurch deutlich mehr Räucherstoffe pro Chakra nötig werden, als wenn wir nur mit einem einzelnen Chakra arbeiten wollen. So bedarf es für die Erreichung dreier Chakren um die 10 bis maximal 20 genau aufeinander abgestimmte Räucherstoffe in bester und höchster Qualität.

Ebenso müssen wir die Mischung für den angestrebten Harmoniegrad pulverisieren. Das Pulverisieren ermöglicht das gleichmäßige Abglimmen und die gleichmäßige Freisetzung der Düfte. Haben wir unsere Mischung so hergestellt, erreichen wir in unserem Raum einen Duftteppich, welcher mehrere Stunden seine Wirkung entfaltet. Allerdings müssen wir dazusagen, dass die Herstellung einer solchen Mischung mit viel Erfahrung und dem Zugang zu den jeweiligen Räucherstoffen einhergeht. Für alle, die mit der Räucher- oder auch Aromatherapie arbeiten wollen, aber eben keine Erfahrung in diesem Bereich aufweisen, lohnt es sich die fertig gemischten Räuchermischungen online zu kaufen. Auf den richtigen Seiten werden gute Mischungen in guter Qualität angeboten.

SO WENDEN WIR DIE RÄUCHERMISCHUNGEN AN

Wollen wir eine Blockade auflösen, dauert es im Normalfall sieben bis maximal 14 Tage. Hier wird immer auf den aufeinander folgenden Tagen für zwei Stunden geräuchert. Sollten wir von dem Geruch zu viel bekommen und wir können ihn nicht mehr riechen, sollten wir die Räuchertherapie sofort unterbrechen. Normalerweise verwendet man etwa sieben Tage eine Räuchermischung an, bis man diese nicht mehr nutzen möchte. Dieses untrügliche Anzeichen sollten wir dann stets bemerken und die Therapie beenden. Andersherum wirkt es jedoch genauso. Wir fühlen uns instinktiv zu jener Räuchermischung hingezogen, die wir und unser System auch benötigen. Wir sollten daher unserem Gefühl mehr Vertrauen schenken, wenn wir uns zu einer Mischung mehr hingezogen fühlen, als den verständnismäßigen Selbstdiagnosen.

EIGNEN SICH AUCH RÄUCHERSTÄBCHEN?

Vor allem für die therapeutische Anwendung ist es von größter Bedeutung, dass die Duftstoffe langsam und schonend aus dem Räucherwerk gelöst werden. Erhitzen oder verbrennen wir gar das Räucherwerk, verzerrt sich die Wirkung und der Hauptteil der feinstofflichen Wirkung wird zerstört. Dies begründet, weshalb die klassischen Räucherstäbchen in den meisten Fällen nicht besonders wirksam sind. Sie verglühen zu stark an der Spitze und es entsteht eher Qualm als Duft. Außerdem werden den Räucherstäbchen häufig Bindemittel beigesetzt, um das Pulver an dem Stäbchen zu halten. Demnach ist es fraglich, ob in diesen Stäbchen hochwertige Inhaltsstoffe verarbeitet wurden. Die beste Variante ist das Räuchern mit einem geeigneten Räucherstövchen oder einem Sandbett, mit ausreichendem Abstand zur Wärmequelle. Wollen wir das Sandbett nutzen, legen wir unser Räucherwerk auf das Sandbett und erhitzen es von unten. Dadurch, dass sich der Sand gleichmäßig erwärmt, werden die Duftstoffe langsam und schonend freigesetzt, wodurch sie sich vollständig im gesamten Raum entfalten können. Wollen wir allerdings ein spezielles Stövchen verwenden, streuen wir etwas Sand auf ein sehr feinmaschiges Drahtgitter und legen die Räucherware auf den Sand hinauf. Das Teelicht platzieren wir nun mit ausreichend Abstand wodurch sich auch hier wieder die Duftstoffe schonend entfalten und im gesamten Raum ausbreiten können.

Chakren-Arbeit mit Klang

D ie indische Mythologie beschreibt den Klang als den Ursprung unseres Universums, den Urgrund der reinen Schwingung, welcher durch den Schöpfungsklang „OM" repräsentiert wird. Wir kennen es alle selbst, neben besonderen Gerüchen und Düften, besitzen auch besondere Klänge und Musik eine tiefgreifende magische Wirkung, welche uns bis in die Seele berühren kann.

So stellte die Musik schon tief in der Vergangenheit, sei es in den religiösen, den spirituellen oder den schamanischen Traditionen, einen festen Bestandteil und eine wesentliche Methode zur Heilung dar. Auch in der heutigen westlichen Gesellschaft findet die Klangheilung immer mehr Beachtung. Bei der gezielten Chakraarbeit werden keine Lieder in dem Sinne gespielt. Es handelt sich eher um sogenannte Klangessenzen. Unter diesen Klangessenzen versteht man einen gezielten Klang- sowie die gezielte Schwingungsinformation, weshalb der Einsatz dieser speziellen Klanginstrumente auch heute noch die am weitesten verbreitetste Art ist, mit Klängen Chakraarbeit zu leisten.

In der Natur gibt es keine einfachen und reinen Töne mit einer isolierten Schwingung. In der Natur besteht jeder einzelne Ton aus einem Grundton und den dazugehörigen fraktalen Mustern aus Obertönen. Von dem Grundton aus erstrecken sich die fraktalen Muster der Obertöne bis in den Schwingungsbereich des Lichts. Die Obertöne sind es auch, die es uns ermöglichen aus verschiedenen Instrumenten jeweils das „A" zu erkennen. Sie bilden ebenso die Vokale unserer Sprache und stellen damit die Grundlage der Sprache dar. Der Grund ist folgender. Jeder Vokal ist eine bestimmte Oberton-Modulation auf einem Grundton, somit können wir ebenso sagen, dass alle Informationen für uns Menschen, die von Klängen ausgehen, in den Obertönen verborgen liegen. Aus diesem Grund eignen sich vor allem obertonreiche Instrumente, wie die Klangschalen, der Gong, Sitar oder Monochord für die Heilarbeit. Wichtig zu verstehen ist jedoch, dass es sich nur auf natürliche Klänge bezieht. So sind synthetisch erzeugte Schwingungen aus Tongeneratoren wirkungslos. Wir können daher die Aussage, dass Ton X auf das Chakra Y, aus einer natürlichen Tonquelle und einer künstlichen Tonquelle gleichermaßen wirken, nicht unterstützen. Wenn wir unsere Chakren mit Klängen und Tönen erreichen wollen, müssen wir nicht nur den richtigen Grundton finden, sondern wir benötigen ebenso die korrekte Oberton-Signatur oder auch die spezielle Kombination aus Einzelschwingungen zu dem Gesamtklang. Dies ist am besten und am effektivsten mit den genannten Instrumenten zu erreichen.

Edelsteine und Kristalle zur Chakraunterstützung

Kristalle und Edelsteine weisen eine extrem geordnete Materie auf. So bietet ihre besondere, spezielle und ebenso oft extrem geometrische Kristallstruktur einen sehr hohen Grad an Informationen und Resonanzen zu den bestimmten feinstofflichen Feldern, bei denen die Energie sozusagen durch die Steine wirken. So besitzen die Heilsteine ein sehr beständiges und ebenso stark informiertes Energiefeld. Daher sollten wir die Heilsteine immer mit Bedacht einsetzen.

Manche unter uns sind möglicherweise sehr feinfühlend, sodass sie die Heilsteine unter Umständen sogar als eine Störung ihres Feldes wahrnehmen können. Dazu muss allerdings gesagt werden, dass dies in der Regel eher als ein Zeichen verstanden werden sollte. Ein Zeichen dafür, dass die Energien der Heilsteine „zu stark" sind und wiederum zu unharmonisch auf das Energiefeld unseres Körpers wirken. Hier sollten wir dann ganz besonders darauf achten, dass wir die richtigen Heilsteine miteinander kombinieren, um die richtige harmonische Wirkung und Resonanz zu erreichen.

In der energetischen Medizin werden sich die Eigenschaften der Heilsteine zunutze gemacht und dienen daher als ein beliebtes Mittel. Die Heilsteine können wir unterschiedlich anwenden. So sind große Steine in der Lage, ganze Räume zu informieren und die kleineren werden am Körper getragen oder aufgelegt. Eine andere Möglichkeit stellt das Edelsteinwasser dar. Diese Herstellung und Methode ist recht weit verbreitet, das Edelsteinwasser kann eine besonders intensive und scharfe Wirkung besitzen und entfalten. Möchten wir also eine harmonische Wirkung erzielen, sollten wir immer mehrere Edelsteine miteinander kombinieren. Die Schwingungsfelder der einzelnen Heilsteine sind statisch und anorganisch. Im Gegensatz dazu sind die Schwingungsfelder der biologischen Systeme immer beweglich und fließend. Wenn wir nun also die Erfahrung besitzen die richtigen Edelsteine in Kombination zu setzen, erreichen wir eine Überlagerung der verschiedenen Schwingungsfelder, wodurch sich ein weiches und lebendiges Gesamtfeld entwickelt. Dieses harmonische Gesamtfeld ist für uns besonders wohltuend und deutlich wirkungsvoller, vor allem in Bezug auf jegliche Energieblockaden.

Wir können die Farbe der Steine als ersten Anhaltspunkt für die Chakrenauswahl ansehen. So bietet es sich an für das Wurzelchakra mit dem Edelstein Rubin oder dem Granat zu arbeiten. Das Sakralchakra steht mit den Steinen Achat und Karneol in Verbindung. Das Solarplexuschakra steht in Verbindung mit Citrin. Mit grüner Jade oder aber auch einem Aventurin, steht unser Herzchakra in Verbindung. Das Halschakra repräsentiert sich ein blauer Topas oder ein Aquamarin. Das Stirnchakra wiederum steht in Verbindung mit einem edel Saphir oder einem Lapislazuli. Für unser Kronenchakra können wir die Amethysten einsetzen. Welche Steine allerdings wann eingesetzt werden sollten, ist immer individuell. Daher bietet dies nur ein Beispiel.

Pflanzenkraft für die Chakra-Behandlung

E benso empfehlenswert ist bei der ganzheitlichen Therapie der Einsatz bestimmter Kräuter und Bachblüten. Wir wissen bereits, dass jedem einzelnen Chakra verschiedene Kräuter, Blüten oder Harze zugeteilt sind und diese eine positive Wirkung auf das entsprechende Energiefeld besitzen.

Die Chakra Grundmeditation

Eine zentrale Übung im System der Chakra-Meditation, stellt die Grund-Meditation dar. Die Meditation dient zum einen der Aktivierung und der Öffnung der Chakren und zum anderen der Auflösung von Blockaden und der Chakrenreinigung. Sie kann sowohl von Anfängern, als auch von Fortgeschrittenen durchgeführt werden. Die Energiearbeit der Chakren, besteht in erster Linie aus bestimmten Atemtechniken und dem bewussten Lenken der Aufmerksamkeit und der Lebensenergie auf ein bestimmtes Chakra. Das Ziel ist immer die Entspannung, die Energetisierung und das Öffnen der Chakren. Die Grundmeditation ist sehr wichtig für die weiterführende Chakra-Meditation.

MEDITATIONSVORBEREITUNG

Bei der Meditationsvorbereitung gehen wir an einen ruhigen Ort, an dem wir uns wohl fühlen und ungestört sind. Wir sitzen aufrecht in einer angenehmen Position.

- Wir schließen unsere Augen und achten auf unsere Atmung
- Wir richten unsere Aufmerksamkeit auf den gesamten Körper und „gleiten" durch ihn hindurch, wir distanzieren uns von allen Anspannungen und lassen diese los
- Wir spüren die Erde, die uns trägt, unter uns und fühlen den Punkt der Erde, auf der unser Körper aufliegt. Wir stellen zu ihr einen Kontakt her. Wir lassen wieder los. Es wird sich der Gravitation hingegeben. Wir entspannen uns in den Gefühlen der Geborgenheit und der Stabilität
- Wir werden uns bewusst, dass das gesamte Universum und das ganze Leben aus Energie und Licht besteht, uns eingeschlossen. Wir spüren diese Energie.

KONZENTRATION AUF DAS CHAKRA

Die Übung kann mit allen Chakren nacheinander durchgeführt werden. Es empfiehlt sich jedoch, erst mit den tieferen Chakren anzufangen und dann nacheinander sich den höheren Chakren zu widmen.

- Wir konzentrieren uns auf den Bereich des Chakras, mit dem wir arbeiten wollen. Wir richten unsere gesamte Aufmerksamkeit darauf. Wir atmen tief in diesen Bereich hinein und spüren es
- Lassen sich körperliche oder energetische Empfindungen oder Anspannungen spüren? Wenn ja, wie fühlen sie sich an und können wir sie loslassen? Besitzt sie eine Form oder eine Grenze? Wir spüren ganz fein und jede noch so kleine Nuance unserer Energie in dem Bereich des Chakras. Wir können nach und nach den Bereich des Energiefeldes um das jeweilige Chakra und den Körper mit hineinbeziehen.
- Entwickelt sich neben den Empfindungen ebenso ein Gefühl? Wenn ja, was fühlen wir? Wir sind stets ehrlich mit uns selbst
- Besteht ein Bild oder ein Gedanke zu dem Gefühl? Wir beobachten unseren Geist
- Wir halten nichts zurück, auch wenn Schmerz, fremde Gefühle, Unbehagen oder sogar Erinnerungen auftreten sollten, beobachten und fühlen wir nur, so tief und fein, wie wir eben können
- Jede auftretende Erfahrung, die sich zeigt, spüren wir ganz, gehen tief bis zum Kern in das Zentrum hinein

ATMEN IN DAS CHAKRA

- Wir atmen mit jeder Einatmung nur die reine und klare Energie in das Chakra. Wir lassen alle Empfindungen mit der Ausatmung los. Wir lassen die Energie sich durch das gesamte Feld ausdehnen und mit dem Universum verschmelzen

- Jeder einzelne Atemzug dehnt die Energie des Chakras weiter aus. Wir geben uns dem hin und lassen alle Anspannungen los. Wir entspannen den Bereich des Chakras immer mehr und lassen alles los
- Wir atmen für 5-10 Minuten weiter Licht und Energie in das Chakra

WIR SCHLIEẞEN DIE MEDITATION AB

- Sobald wir das Gefühl bekommen, dass wir die größtmögliche Ausdehnung erreicht haben, beenden wir die Meditation
- Wir legen die Hände in dem Bereich des Herzens ab und spüren die eigene vom Herz ausgehende Energie und danken dem Universum
- Wir öffnen in einem angenehmen Tempo wieder die Augen und werden uns nach und nach unserer Umgebung bewusst

Die Chakren-Meditation

Ähnlich wie unser Körper physische Pflege, Nahrung und Zuwendung benötigt, sollten wir ebenso den Energiekörpern und den Chakren ein gewisses Maß an Aufmerksamkeit schenken. Nach der Chakrenlehre ist es durch die Chakren-Meditation möglich, unserem feinstofflichen Körpern in den Formen des Bewusstseins und der Lebensenergie Nahrung zuzuführen. Wird die Meditation regelmäßig durchgeführt, kann es Blockaden lösen und zu einem besseren Energiefluss beitragen. Das Bewusstsein, die Schwingungen und auch das Wohlbefinden können sich schließlich schon nach relativ kurzer Zeit deutlich erhöhen.

UNTERSCHIEDLICHE METHODEN UND ÜBUNGEN FÜR DIE CHAKRA-MEDITATION

Das Herzstück der Chakraarbeit stellt die Chakra-Mediation dar. In erster Linie hilft uns die Meditation dabei, die Chakren zu spüren und wahrzunehmen. Aufgrund der Tatsache, dass jedes Chakra eine bestimmte Bedeutung besitzt, kann anhand von den jeweiligen Blockaden, Themen oder Problemen in den einzelnen Energiekörpern sowie dem physischen Körpern, das betroffene Chakra lokalisiert werden. Die Meditation hilft dabei, die Chakren zu öffnen. Dadurch kann die Seele das Feld stärker durchdringen. Die Energie kann stärker in die jeweiligen feinstofflichen Energiekörper fließen und so können neue Wahrnehmungsbereiche geöffnet werden. Auch im Bereich der Traumataarbeit oder im Umgang mit Blockaden oder Krankheiten, kann die Chakra-Meditation einen positiven Beitrag leisten, um mit den schmerzenden Emotionen und Wunden besser umgehen zu können und die jeweilige Ursache aufzulösen.

Meditation des Wurzelchakras

Von den sieben Hauptchakren stellt das Wurzelchakra das erste Chakra dar und bezieht sich auf die Verbindung zum Weltlichen, dem Erfolg, der Lebenskraft und des Überlebens. Wir haben die Erfahrung gemacht, dass dieses Chakra, das am meisten und am stärksten blockierte Chakra darstellt. Daher empfehlen wir, diese Chakrameditation regelmäßig durchzuführen und dieses Basischakra regelmäßig auf Blockaden zu überprüfen.

DAS WURZELCHAKRA AKTIVIEREN

Bevor wir mit der Meditation beginnen, begeben wir uns an einen Ort, an dem wir Ruhe haben, ungestört sind und uns wohlfühlen. Wir setzen uns in den Schneidersitz oder Lotusblütensitz und legen unsere Handflächen auf die Beine. Wir achten stets auf eine korrekte und gerade Körperhaltung und schließen unsere Augen.

- Wir beginnen mit der tiefen Ein- und Ausatmung und lenken unsere volle Aufmerksamkeit nur auf unseren Atem. Das machen wir dreimal
- Jetzt spannen wir sowohl die Damm-, als auch die Aftermuskeln zweimal hintereinander an, dabei atmen wir nicht
- Wir atmen jetzt wieder tief ein und aus und spüren wie die Energie von unserem Wurzelchakra aus langsam unseren gesamten Körper einnimmt
- Wir halten kurzzeitig die Luft an und spannen unsere Muskeln des Damms und des Afters erneut an
- Wir spüren den entstehenden Energiefluss, welcher durch die Anspannung und die folgende Entspannung ausgelöst wird und fangen wieder an zu atmen

Für fünf Minuten wiederholen wir diese Reinfolge, bis wir merken, dass sich unser Energiefluss verändert. Der Energiefluss steigt und dehnt sich wellenförmig in unserem Körper aus.

- Wir entspannen uns wieder und atmen behutsam in unser Wurzelchakra
- Wir lenken unsere volle Aufmerksamkeit auf unsere Herzgegend und spüren die dortige eigene Energie von Frieden und Hingabe
- Die eventuell noch immer aufsteigende Energie unseres Wurzelchakras spüren wir, es werden wohlige Gefühlsnuancen ausgelöst, diese verbinden wir mit dem Gefühl unseres Herzens
- Wenn sich die Zeit für uns gut anfühlt, beginnen wir langsam die Augen zu öffnen und werden uns unserer Umgebung nach und nach wieder bewusst.

MEDITATION – WURZELCHAKRA WIE WIR ES ÖFFNEN UND STÄRKEN ABER AUCH HEILEN KÖNNEN

Zu allererst möchten wir sagen, dass diese Meditation mit Erd-Energien arbeitet, um vor allem am Anfang eine kraftvolle und organisch sanfte Öffnung der Chakren zu erzielen.

Um mit der Meditation zu starten, begeben wir uns an einen für uns angenehmen Ort, an dem wir uns wohl fühlen, dort setzen wir uns wieder in den Schneidersitz oder in den Lotusblütensitz. Wir legen wieder unsere Handflächen auf unsere Knie ab. Wir atmen dreimal tief aus und wieder ein. Wichtig ist, dass wir eine gerade Sitzposition einnehmen, damit die Energie ungestört durch unseren gesamten Körper gleiten kann.

SO KONZENTRIEREN WIR UNS AUF UNSER WURZELCHAKRA

- Wir stellen uns vor, dass von unserem Wurzelchakra aus in den Boden sehr lange energetische Wurzeln wachsen. Hierdurch wird eine Verbindung mit der Erde entsteht. Wir spüren die entstehende Kraft und den von ihr ausgehenden Halt, die aus der Verbindung zu uns hinfließen.

- Bis sich in uns ein starkes Gefühl der Verwurzlung und der Standfestigkeit einsetzt, halten wir diese Vorstellung aufrecht.
- Um zu wissen, wie sich der Bereich rund um unser Wurzelchakra anfühlt, atmen wir für einige Zeit tief in unseren Bauch hinein und lassen alle Gefühle zu. Die Spannungen lassen wir los.

SO ATMEN WIR IN UNSER WURZELCHAKRA

- Das gesamte Universum besteht aus Licht und Energie, so wie wir auch. Das machen wir uns bewusst.
- Während wir atmen, nehmen wir reines, weißes Licht durch unser Wurzelchakra auf. Hier stellen wir uns vor, dass dieses Licht beim Einatmen sich tiefrot verfärbt und unser Wurzelchakra von innen anfängt zu Strahlen
- Das Licht gleitet beim Ausatmen wieder durch das Wurzelchakra zurück in das Universum
- Unser Wurzelchakra verwandelt sich mit jedem einzelnen Atemzug zu einer schönen roten Lichtwolke
- Wir fühlen, wie das Chakra mit Licht aufgefüllt wird und sich dadurch immer mehr ausdehnt

MEDITATIONSABSCHLUSS

- Bei dem Gefühl der maximalen Ausdehnung beenden wir die erfolgreiche Meditation
- Dafür legen wir unsere Hände im Bereich der Herzgegend ab und spüren die von dort ausgehende Energie und danken dem Universum

WURZELCHAKRA EINSATZ VON MANTRA, MUDRA UND KLANGSCHALEN

- Mudra: Wir legen unsere Hände mit der Handfläche nach oben auf unseren Oberschenkeln ab, dabei berühren sich der Daumen und der Zeigefinger. Die anderen Finger lassen wir einfach locker.
- Mantra: Wir lenken unsere gesamte Aufmerksamkeit auf die Position unseres Chakras. Wir atmen durch den Mund tief ein. Beim Ausatmen summen wir das Wort bzw. den Klang LAM. Wir stellen uns vor, dass mit der Einatmung Energie in das Wurzelchakra fließt, die sich bei der Ausatmung immer mehr ausdehnt. Dies wiederholen wir 15-20 Mal.
- Klangschale: Sehr unterstützend für die Meditation sind Klangschalen, diese schwingenden Klänge begleiten die Meditation und unterstützen die Meditation sehr

Meditation des Sakralchakras

D as Sakralchakra stellt das zweite Chakra der sieben Hauptchakren dar und steht für körperliche Emotionen wie die Schaffenskraft und die Lebenslust. Es gehört nicht zu den Chakren, die häufig blockiert sind, doch ist es das, sind die Folgen häufig intensiv.

SO AKTIVIEREN WIR DAS SAKRALCHAKRA

- Dauer: etwa 15 Minuten
- Wir stellen uns mit unseren Beinen schulterbreit und aufrecht hin, wir beugen unsere Knie leicht und die Zehen zeigen nach vorne
- Die eine Handfläche legen wir auf unseren Unterbauch und die andere legen wir auf unser Kreuzbein
- Wir atmen klare Lebensenergie in vollen Zügen in unseren Bauch in das Sakralchakra hinein
- Unser Becken kippen wir wiederholt gefühlvoll nach vorne
- Wir beginnen langsam kreisende Bewegungen mit unserem Becken zu machen
- Wir genießen die Bewegungen unseres Beckens und lassen uns in diese wiegende Bewegung fallen, wir sind sinnlich und hingebungsvoll
- Wir atmen in unserem eigenen Tempo tief ein und summen beim Ausatmen ein langgezogenes „Ooo"
- Wir wiederholen diese Übung für etwa zehn Minuten
- Am Ende kommen wir zu unserer Ausgangsposition zurück und spüren den vorhandenen Energiefluss unseres Körpers

MEDITATION – SAKRALCHAKRA. SO ÖFFNEN, REINIGEN UND HEILEN WIR ES

Auch hier wollen wir wieder anmerken, dass auch diese Meditation mit Erdenergien arbeitet, damit wir eine kraftvolle und organisch sanfte Öffnung erreichen, aber wiederum nicht zu sehr abheben. Wir begeben uns schließlich wieder an einen angenehmen, wohligen Ort. Wir setzen uns wieder in den Schneidersitz oder in den Lotussitz. Die Handflächen legen wir nach unten auf unseren Knien ab. Wir sitzen gerade und schließen unsere Augen.

DIE KONZENTRATION GERICHTET AUF DAS WURZELCHAKRA

- Wir beginnen mit dem tiefen Aus- und Einatmen. Hierbei beobachten wir unseren Atem, bis wir eine innere Ruhe spüren
- Wir stellen uns vor, dass von unserem Wurzelchakra aus, lange energetische Wurzeln wieder in den Boden wachsen und so die Verbindung zu der Erde entsteht. Wir spüren den Halt sowie die hiervon ausgehende Kraft
- Unser Gefühl der Standfestigkeit sowie der Verwurzelung halten wir in unserem Inneren aufrecht
- Die Energie des Wurzelchakras spüren wir und lassen alle Empfindungen zu

SO ATMEN WIR IN UNSER SAKRALCHAKRA

- Wir stellen uns vor, dass durch das Einatmen die Urkraft der Erde in unseren Beckenboden fließt und wie diese sich in unserem gesamten Beckenbodenbereich in einem tiefroten Licht immer weiter ausdehnt
- Alle Anspannungen in diesem Bereich lassen wir beim Ausatmen los

- Wir wiederholen dies bis wir ein Gefühl der Leichtigkeit bekommen
- Nun lassen wir die im Beckenboden befindliche Energie über das Wurzelchakra hin zum Sakralchakra fließen
- Durch jeden einzelnen Atemzug, den wir machen, wächst auch das Licht, welches sich in unserem Wurzelchakra zu einer großen roten Lichtwolke und in unserem Sakralchakra zu einer schönen orangenen Lichtwolke entwickelt. Unsere Chakren beginnen von innen zu strahlen und wir spüren die ganz feinen Nuancen der Energie
- Wir spüren, wie sich unser Wurzel- und unser Sakralchakra immer weiter mit Licht füllen und sich dabei immer mehr ausdehnen

DER ABSCHLUSS DER MEDITATION

- Wir beenden unsere Meditation, wenn wir das Gefühl haben, die maximale Ausdehnung der Chakren erreicht zu haben
- Wir legen wieder unsere Hände im Bereich der Herzgegend ab, wir spüren nochmals die Herzenergie und danken schließlich dem Universum
- Wir öffnen in einem angenehmen Tempo langsam unsere Augen und werden uns schließlich unserer Umgebung wieder bewusst

SAKRALCHAKRA EINSATZ VON MUDRA UND MANTRA SOWIE SPEZIELLEN KLANGSCHALEN

- 5 bis 10 Minuten beträgt die Dauer hierfür
- Wir benutzen das Mudra für das Sakralchakra. Wir legen unsere Hände mit der Handfläche nach oben auf unseren Schoß, wobei sich die Daumen leicht berühren. Unsere linke Hand liegt in der rechten Hand.

- Wir lenken wieder unsere volle Aufmerksamkeit auf den Sitz des Sakralchakras unterhalb unseres Bauchnabels. Wir atmen tief durch den Mund ein und summen den Klang „VAM" bei jeder Ausatmung. Dies wiederholen wir 15 bis 20 Mal.
- Wir fühlen, wie sich das Wurzel- und das Sakralchakra weiter mit Licht füllen und sich immer weiter ausdehnen
- Wir öffnen langsam unsere Augen und werden uns unserer Umgebung wieder bewusst
- Das Hören der schwingenden Klänge der Klangschale, ist eine sehr gute Unterstützung und hilft bei der Entspannung.

Meditation des Solarplexuschakras

Dieses Chakra stellt das dritte Chakra unserer sieben Hauptchakren dar und umfasst unsere Gedanken, unsere Glaubensmuster und unsere Identität. In unserer Welt und unserer heutigen Gesellschaft ist das Hauptaugenmerk auf den Intellekt, die Logik und die Wissenschaft gelenkt. Daher ist es für uns nicht weiter verwunderlich, dass neben dem Wurzelchakra, das Solarplexuschakra das am meisten blockierte und gestörte Chakra darstellt.

SO AKTIVIEREN WIR UNSER SOLARPLEXUSCHAKRA

- Dauer: etwa 7-10 Minuten
- Wir stellen uns mit gebeugten Knien und schulterbreiten Beinen aufrecht hin und atmen tief durch unsere Nase ein und aus dem Mund wieder aus
- Auf unseren Oberschenkeln stützen wir unsere Hände ab und beugen uns langsam nach vorne. Wir atmen tief ein und aus
- Wir halten die Luft an, ziehen unseren Bauch ohne zu atmen soweit es geht nach innen und nach oben. Nun bewegen wir 10-20 mal kräftig und schnell unsere Bauchdecke nach außen, wir halten dabei weiterhin die Luft an
- Wir atmen ein und richten uns dabei wieder auf
- Wir atmen klare und reine Energie in unser Solarplexuschakra, beim Ausatmen geben wir diese Energie wieder zurück an das Universum und lassen alle dortigen Anspannungen los
- Wir lassen die Energie ausdehnen
- Wir wiederholen die Übung zweimal

- Wir verweilen nun noch eine Zeit in der Ausgangsposition und atmen weiter die Energie in unser Solarplexuschakra

SO ÖFFNEN, REINIGEN UND HEILEN WIR UNSER SOLARPLEXUSCHAKRA

Wie bei den vorherigen beiden Chakren, wird auch hier wieder mit Erdenergien gearbeitet. Wir begeben uns wieder an einen für uns entspannten und wohligen Ort und setzen uns in den Lotusblütensitz oder in den Schneidersitz. Auch hier legen wir unsere Hände mit den Handflächen nach unten auf unseren Knien ab oder verwenden das traditionelle Mudra, dazu gleich mehr. Die Dauer beträgt um die 5 bis 10 Minuten.

KONZENTRATION AUF UNSER SOLARPLE-XUSCHAKRA

- Wir stellen uns wieder vor, wie aus unserem Wurzelchakra lange Wurzeln in die Erde wachsen und dadurch eine Verbindung herstellen. Wir spüren die davon ausgehende Kraft und den Halt, die zu uns fließen
- Wir halten diese Vorstellung wieder in unserem Inneren aufrecht, bis ein Gefühl der tiefen Verwurzlung und der Standfestigkeit aufkommt
- Wir werden uns wieder bewusst, dass das gesamte Universum, uns eingeschlossen, aus Licht und Energie besteht

SO ATMEN WIR IN UNSER SOLARPLEXUSCHAKRA

- Während wir einatmen nehmen wir reines, weißes Licht ein. Dieses fließt durch unser Wurzelchakra durch das Sakralchakra bis zu unserem Solarplexuschakra. Wir stellen uns auch hier wieder vor, wie das Licht tief rot beginnt, weiter zum Sakralchakra fließt und dort orange ankommt, es wieder weiterfließt und schließlich in einem hellen Gelb bei unserem Solarplexuschakra ankommt. Die Chakren, durch die das Licht geflossen ist, werden von innen zum Strahlen gebracht.

- Wir atmen aus und das Licht fließt durch die unteren Chakren und durch das Feld hindurch und zurück an das Universum
- Wir stellen uns vor, wie sich bei jedem einzelnen Atemzug, das Licht innerhalb unseres Solarplexuschakras sammelt und zu einer hellgelben Kugel wird, welche sich immer weiter ausdehnt
- Wir halten inne und spüren die sich immer mehr ausdehnende Energie, wir lassen los und lassen uns fallen

DER ABSCHLUSS DER SOLARPLEXUS-MEDITATION

- Haben wir das Gefühl, der maximalen Ausdehnung erreicht, beenden wir unsere Meditation
- Wir legen wieder unsere Hände in dem Bereich des Herzens ab und nehmen die Energie, die von unserem Herzen ausgeht wahr, wir bedanken uns bei dem Universum
- Wir öffnen langsam unsere Augen und werden uns unserer Umwelt bewusst

SOLARPLEXUSCHAKRA - EINSATZ VON MUDRA, MANTRA UND KLANGSCHALEN

- Beim Meditieren können wir auch das Mudra des Solarplexuschakras verwenden, hierfür legen wir unsere Hände zusammen und kreuzen unsere Daumen
- Unsere Aufmerksamkeit richtet sich auf unser Solarplexuschakra unterhalb des Brustbeins. Wir beginnen mit der tiefen Einatmung durch die Nase und der Ausatmung durch den Mund. Bei der Ausatmung beginnen wir den Klang „RAM" zu summen. Dies wiederholen wir etwa 15-20 mal

- Das Solarplexuschakra dehnt sich immer weiter aus und wird immer mehr mit Licht gefüllt
- Wir meditieren auf diese Weise 5-10 Minuten
- Sind wir bereit, öffnen wir langsam und behutsam unsere Augen und werden uns wieder unserer Umwelt bewusst
- Die Klangschale begleitet mit ihren schwingenden Tönen wunderbar unsere Meditation und hilft zu entspannen

Chakrenausgleich zwischen Solarplexus- und Halschakra

- Wir entspannen unseren Körper und achten auf unsere Atmung
- Unsere Aufmerksamkeit ist auf die Bewegungen unseres Bauchs beim Ein- und Ausatmen gerichtet, beim Einatmen bewegt sich unser Nabel nach außen, beim Ausatmen bewegt er sich nach innen
- Wir spüren, wie unser Atem zwischen der Kehle und dem Nabel hin und her fließt. Wir lenken unsere Aufmerksamkeit während wir einatmen vom Halschakra zu unserem Solarplexuschakra. Bei der Ausatmung lenken wir unsere Aufmerksamkeit vom Solarplexuschakra zu unserem Halschakra
- Nach einer Weile der Konzentration stellen wir fest, dass sich der Atemfluss „umkehrt". So fühlt es sich an, als würde beim Einatmen der Atem nach oben Richtung Kehle fließen und wenn wir ausatmen von der Kehle hin zu unserem Nabel
- So kann durch diese Meditation das Solarplexuschakra zum einen geöffnet und ein Ausgleich zwischen unserem Hals- und Solarplexuschakra geschaffen werden

Meditation des Herzchakras

D as vierte Chakra der sieben Hauptchakren ist das Herzchakra oder auch Anahata-Chakra genannt. Dies umfasst die Hingabe, die höhere Liebe, Mitgefühl und die Herzensfreude.

SO AKTIVIEREN WIR UNSER HERZCHAKRA

Damit wir unseren „Herzensraum" betreten können, begeben wir uns wieder einmal an einen schönen Ort, an dem wir uns wohl fühlen. Wir setzen uns wieder in den Schneider- oder Lotussitz, legen unsere Handflächen nach unten auf unseren Knien ab. Wir achten stets auf eine korrekte und gerade Sitzhaltung und schließen die Augen. Während dieser Übung beobachten wir unsere Gefühle, aufkommende Bilder und Gedanken, wir versuchen, nicht zu beurteilen und zu analysieren

- Unsere Aufmerksamkeit richtet sich auf unsere Herzgegend und wir spüren die Energie, die von dem Herzen ausgeht. Unsere Herzensenergie
- Wir achten darauf, wie sich unser Herz anfühlt und ob wir energetische oder aber auch körperliche Empfindungen spüren
- Wir achten darauf, ob wir Gefühle wahrnehmen können
- Unser Herz stellen wir uns mit Licht gefüllt vor, wir atmen reines, weißes Licht in unser Herz hinein. Es dehnt sich immer mehr und mehr aus, bis sich alles mit diesem Licht gefüllt hat. Wir lassen dieses Licht nach außen strahlen
- Wir lassen uns fallen und geben uns hin, wir gehen tiefer in unser Herz
- Wir beobachten alle aufkommenden Gefühle und Erfahrungen, wir lassen mit jedem Atemzug etwas mehr los, so fällt es uns es leichter, uns im Raum unseres Herzens fallen zu lassen

- Können wir Hingabe, Liebe oder Frieden spüren? Wenn ja, dann lassen wir uns in sie fallen. Wenn nicht, umarmen wir alles andere, was uns begegnet
- Wir fühlen die Begegnung mit uns selbst, umarmen und kuscheln mit unserer eigenen Energie
- Unsere Energie dehnt sich aus, fließt nach außen und verschenkt sich, das Erlauben wir
- In tiefer Liebe und Annahme umarmen wir uns selbst, wir fühlen die daraus entstehende Wärme und den Frieden, sowie die Liebe unserer Seele zu uns selbst
- Wir fühlen außerdem die Liebe zu den Menschen, die uns nahestehen und die in unserem Leben sind, wir spüren die Liebe zu der Natur und dem Universum. Wir fühlen den in uns verborgenen Reichtum, welcher sich stets vermehrt, wenn wir diesen verschenken
- Im Bereich unseres Herzens, fühlen wir einen Raum, wie einen inneren Tempel. Dieser Tempel ist die Heimat unserer Seele. Wir kommen dort an und lassen uns fallen
- Wir sind dankbar für uns selbst und spüren Schönheit, Zartheit und auch das Göttliche in uns
- Wenn wir bereit sind, öffnen wir langsam und behutsam unsere Augen
- Wir nehmen diese Gefühle mit in unseren Alltag und können immer wieder an diesen Ort zurückkehren

ALTERNATIV-MEDITATION BEI BESTEHENDEN MEDITATIONSSCHWIERIGKEITEN

Gerade zu Beginn der eigenen „Meditationskarriere" passiert es relativ häufig, dass wir nichts Besonderes und Intensives spüren. Das ist recht normal. Idealerweise sollten diese Übungen mehrmals am Tag wiederholt werden. Dies führt uns dazu, dass der Raum rund um unser Herz immer weiter und weiter wird und es uns leichter fällt, diesen zu betreten. Wir aktivieren schließlich unser Herzchakra immer mehr und mehr. Folgende Schritte können helfen, diese Probleme zu beseitigen.

- Wir richten unsere volle Aufmerksamkeit nur auf unser Herz und fühlen, wie die Luft beim Ein- und Ausatmen unser Herz berührt. Wir nehmen stets das Gefühl der Ausdehnung und Wärme wahr, welches beim Einatmen aufkommt. Das Gefühl von Geben, Befreiung und der Ausstrahlung fühlen wir beim Ausatmen

- Wir sind die Liebe, dies ist uns stets bewusst. Wir besitzen keine Erwartungen. In unserem Bewusstsein sind wir lediglich nur in diesem Moment

- Wir denken an eine Erfahrung oder ein Ereignis, an dem wir eine innige, tiefe und zarte Liebe in unserem Leben erfahren und gespürt haben. Dies kann ein Lied sein, aber auch ein kleines Tier oder ein anderer Mensch, welcher unser Herz berührt hat. Ebenso kann es eine tiefe Umarmung sein oder der Moment der Seelenbegegnung, wir erinnern uns daran und spüren nochmal ganz genau wie wir uns in dem Moment gefühlt haben. Wir fragen uns, wie war das? Wie haben wir uns dabei gefühlt? Wir fühlen unsere Liebe und Hingabe.

- Wir spüren die von der Liebe ausgehende Energie, welche wir in unserem Körper fühlen. Wir versuchen den Rest loszulassen und uns in dieses Gefühl fallenzulassen

- Dieses Gefühl lassen wir sich bei jedem einzelnen Atemzug immer weiter ausdehnen, bis die maximale Ausdehnung erreicht wurde

- Wir verweilen eine Zeit

- Wir versuchen diesen erreichten inneren Zustand so lange es geht aufrechtzuhalten, wenn wir in die „Realität" unserer Außenwelt zurückkehren.

CHAKREN

SO ÖFFNEN, STÄRKEN UND HEILEN WIR UNSER HERZCHAKRA

Auch hier wird wieder mit Erdenergien gearbeitet. Wir begeben uns an einen gemütlichen und wohligen Ort und setzen uns in den Schneider- oder Lotussitz. Wir legen unsere Handflächen nach unten auf unsere Knie ab und atmen dreimal aus und ein. Wir achten stets auf die richtige Sitz- und Körperhaltung, damit der Energiefluss nicht gestört wird.

SO KONZENTRIEREN WIR UNS AUF DAS HERZ-CHAKRA

- Wir stellen uns vor, dass Wurzeln in den Boden wachsen und wir dadurch eine besondere Bindung zu der Erde erhalten. Wir spüren die Kraft und den Halt, der hiervon ausgeht
- Wir halten diese Vorstellung in uns aufrecht, bis zu dem Zeitpunkt, zu dem sich ein Gefühl der Standfestigkeit und der Verwurzelung ausbreitet
- Wir atmen mit der Konzentration auf unser Herz eine Zeit tief ein und wieder aus
- Uns wird wieder bewusst, dass das gesamte Universum, uns eingeschlossen, aus nichts weiterem als Licht besteht

WIR ATMEN IN DAS HERZCHAKRA

- Wir atmen reines, weißes Licht beim Einatmen in unser Wurzelchakra, in das Sakralchakra bis hoch in das Solarplexus- und Herzchakra. Die Farbe des eingeatmeten Lichts verändert sich vom tiefen Rot des Wurzelchakras, in das Orange des Sakralchakras, über das Hellgelb des Solarplexus-, bis zum Grün des Herzchakras.
- Atmen wir aus, fließt das Licht durch die unteren Chakren wieder in das Universum zurück

- Wir spüren, wie die unteren Chakren mit Licht gefüllt werden und dies immer an das nebenliegende Chakra weiterleiten. Ist es am Herzchakra angekommen, wird es zu einer grünen Lichtkugel, die sich immer weiter und weiter ausdehnt

WIR SCHLIEßEN DIE MEDITATION AB

- Wir beenden die Meditation, wenn wir das Gefühl der maximalen Ausdehnung erreicht haben
- Wir legen unsere Hände im Bereich des Herzens ab und spüren die von dort ausgehende Energie und danken dem Universum
- Wir öffnen langsam und behutsam die Augen und werden uns unserer Umgebung wieder bewusst

HERZCHAKRA – EINSATZ VON MUDRA, MANTRA UND SPEZIELLEN KLANGSCHALEN

- Wir können auch für das Herzchakra, das entsprechende Mudra anwenden. Dafür legen wir unsere Hände mit dem Handrücken nach unten auf unsere Knie ab. Die Frauen unter uns, berühren ihren Ringfinger mit dem Daumen der linken Hand. Der Mittelfinger und der Daumen der rechten Hand berühren sich ebenso. Die Männer unter uns machen es genau andersherum.
- Unsere Aufmerksamkeit lenken wir direkt auf unser Herzchakra, welches direkt unter dem Brustbein sitzt. Wir atmen tief durch den Mund ein, beim Ausatmen summen wir den Klang „YAM". Dies wiederholen wir um die 15-20 Mal. Es soll sich anfühlen, als wenn wir durch die Brust einatmen
- Die Klangschale, speziell für das Herzchakra, erleichtert das Entspannen und unterstützt den Erfolg der Meditation

Meditation Halschakra

Dieses Chakra stellt das fünfte der sieben Hauptchakren dar und steht für die höhere Wahrheit, den Ausdruck der Seele und unsere eigene Individualität. Aus diesem Grund stellt vor allem für diejenigen unter uns, die ihre eigene Berufung noch nicht gefunden haben oder diese nicht ihren Vorstellungen entsprechend ausüben können oder dürfen, das Halschakra eine wichtige Position dar.

DIE AKTIVIERUNG DES HALSCHAKRAS

- Dauer: etwa 15 Minuten
- Wir stellen uns mit unseren Beinen schulterbreit hin, beugen unsere Knie leicht und stehen aufrecht
- Unsere gesamte Aufmerksamkeit richtet sich auf unseren Kehlkopf
- Wir atmen für 5-10 Minuten tief durch unsere Nase ein und wieder aus
- Wir verengen unseren Kehlkopf beim Atmen, sodass sich das Atmen anhört, als wären wir im Tiefschlaf
- Unsere Aufmerksamkeit richtet sich nun ausschließlich auf unsere Atemgeräusche
- Beim Einatmen stützen wir nun unsere Arme auf unseren Knien ab und beugen unseren Oberkörper leicht nach vorne, unser Kinn drücken wir auf unser Brustbein
- Diese Stellung halten wir solange wie es sich für uns gut anfühlt, beim Ausatmen lösen wir sie
- Dies wiederholen wir so oft, wie es sich für uns gut anfühlt
- Wir spüren unser Halschakra und atmen reine und klare Energie in dieses hinein

- Wir nehmen mit jedem Atemzug mehr Energie auf, bei jeder Ausatmung dehnt sich die Energie schließlich aus und fließt schlussendlich durch das Feld zu dem Universum zurück
- Wir spüren die entstandene Veränderung und öffnen erst dann unsere Augen, wenn es für uns der richtige Zeitpunkt ist und es sich richtig anfühlt

SO ÖFFNEN, STÄRKEN UND HEILEN WIR UNSER HALSCHAKRA

Auch hier wird wieder mit Erdenergien, so wie bei den vorherigen Chakren, gearbeitet. Wir können allerdings auch, sofern es sich mit unserer eigenen Energie gut anfühlt, anstatt mit der Erde, auch mit unserem Scheitel- und Kronenchakra arbeiten. Wir können dann von dort aus die Energie in das Chakra entsprechende atmen. Diejenigen unter uns, die gerne mit Visualisierungen arbeiten, können sich auch gut eine Sonne über dem Kopf vorstellen.

Für die Vorbereitung gehen wir wieder an einen ruhigen und wohligen Ort, dort setzen wir uns in den Schneider- oder Lotussitz. Unsere Hände liegen mit dem Handrücken nach oben auf unseren Knien, wir atmen dreimal tief aus und wieder ein. Wir achten für einen guten Energiefluss stets auf eine gerade Sitzhaltung.

DIE KONZENTRATION AUF UNSER HALSCHAKRA

- Wir stellen uns wieder vor, dass lange Wurzeln in den Boden wachsen und wir dadurch eine Verbindung zu der Erde erlangen. Wir fühlen die Kraft und den von den Wurzeln ausgehenden Halt
- Diese Vorstellung behalten wir in unserem Kopf aufrecht, solange, bis sich ein deutliches Gefühl von Verwurzlung und der Standfestigkeit bemerkbar macht

- Wir atmen für eine Zeit tief ein und wieder aus, unsere Aufmerksamkeit richtet sich nur auf unser Halschakra
- Wir werden uns wieder bewusst, dass das gesamte Universum aus nichts weiterem als Licht besteht, so wie wir auch

SO ATMEN WIR IN UNSER HALSCHAKRA

- Während wir einatmen, atmen wir reines und weißes Licht durch unser Wurzelchakra ein. Dieses Licht fließt weiter durch das Sakralchakra, bis zu dem Solarplexuschakra, wo es schließlich ebenso hindurchfließt, hin zu dem Herzchakra, bis es schließlich im Halschakra angekommen ist. Wir wollen uns vorstellen, wie sich das Licht wieder von Chakra zu Chakra in den jeweiligen Farben, von dem Weiß hin zu dem Blau des Herzchakras, verwandelt
- Wir fühlen, wie das unterste Chakra sich mit Licht füllt, uns dieses immer an das nächste Chakra weitergibt, bis es schließlich im Halschakra angekommen ist und sich zu einer blauen Kugel aus Licht immer weiter ausdehnt
- Wir achten auf unser Halschakra und fühlen, wie dieses sich immer weiter ausdehnt

WIR SCHLIEßEN DIE MEDITATION AB

- Haben wir das Gefühl, dass wir die maximale Ausdehnung des Chakras erreicht haben, beenden wir unsere Meditation
- Wir legen unsere Hände wieder auf der Brust ab und fühlen die Energie, wir danken dem Universum
- Wir öffnen schließlich langsam und behutsam unsere Augen und werden uns unserer Umgebung bewusst

HALSCHAKRA – EINSATZ VON MUDRA, MANTRAS SOWIE SPEZIELLEN KLANGSCHALEN

- Um das Mudra dieses Chakra zu machen, falten wir unsere Hände, die Daumen sind parallel zueinander und zeigen nach oben
- Unsere Aufmerksamkeit richtet sich auf unser Halschakra, wir atmen durch unseren Mund tief ein, bei der Ausatmung summen wir den Klang „HAM". Das wiederholen wir 15-20 Mal
- Für die bessere Unterstützung und für eine bessere Konzentration eignen sich Klangschalen

Meditation des Stirnchakras

Dieses Chakra ist das Sechste der sieben Hauptchakren. Das Stirnchakra steht für die Öffnung der eigenen Seele, sowie für das Zulassen, dass sich unsere Seele sowohl in als auch durch unser Leben vollständig ausdrücken kann. Aufgrund der Tatsache, dass wahrscheinlich die wenigsten Menschen ihrer Seele vollständig Ausdruck verleihen, ist diese Meditation für das Dritte Auge ein wichtiger Faktor.

SO AKTIVIEREN WIR UNSER STIRNCHAKRA

- Dauer: etwa 15 Minuten
- Wir setzen uns bequem und aufrecht hin
- Wir schließen unsere Augen und gleiten mit jedem Atemzug immer weiter in Richtung purer Entspannung
- Wir spüren unseren Körper, das Energiefeld, welches von uns ausgeht und wir fühlen unseren Kontakt zu der Erde
- Wir erlauben uns, von ihr getragen zu werden und lassen los
- Wir atmen für eine Zeit und geben uns unserer eigenen Energie hin, wir lassen uns immer tiefer in sie fallen, bis wir ganz bei ihr angekommen sind
- Wir lenken unsere Aufmerksamkeit auf unseren Kopf, sowie auf den Raum in und um ihn
- Wir lassen los
- Wir gestatten unserem Bewusstsein in diesem Raum unseres Kopfes sowohl klar als auch weit zu ruhen
- Wir lassen alle Anspannungen, die sich an unserer Stirn und in unserem Kopf befinden, los
- Wir bringen unserem Bewusstsein in die Mitte unseres Kopfes und lassen es dort ruhen

- Unser Kopf wird von kristallklarer Reinheit durchströmt, diese nehmen wir wahr
- Unseren energetischen Anspannungen erlauben wir bei jeder einzelnen Ausatmung, sich in Klarheit zu verwandeln, wir lassen schließlich alles los, was nicht Klarheit ist
- Wir dehnen uns immer mehr in dieser Klarheit aus und gelangen zur vollständigen Entspannung, wir lassen unseren Geist los
- Wir nehmen die Klarheit, das Licht und die Präsenz als unsere eigentliche Natur wahr, wir spüren, wie sich unser innere Raum mit unserem Bewusstsein, dem Frieden und der Wachheit füllt
- Wir beenden nach einigen Atemzügen die Meditation und werden uns schließlich unserer Umgebung wieder langsam bewusst

MEDITATION DES STIRNCHAKRAS – SO ÖFFNEN, STÄRKEN UND HEILEN WIR ES

Zu aller erst muss wieder erwähnt werden, dass auch dieses Chakra mit Erdenergien arbeitet. Jedoch können auch hier wieder diejenigen unter uns, die sich mit ihrer eigenen Energie sicher fühlen, mit der eigenen Energie aus dem Scheitelchakra arbeiten und schließlich von dort aus die Energie in die Chakren atmen. Wer gerne mit Visualisierungen arbeitet, kann sich eine Sonne über dem Kopf vorstellen.

Wir begeben uns wieder an einen ruhigen und wohligen Ort, an dem wir uns schließlich wieder in den Schneider- oder Lotussitz setzen. Unsere Handflächen legen wir auf unseren Knien ab, wir schließen die Augen.

SO KÖNNEN WIR UNS AUF UNSER STIRNCHAKRA KONZENTRIEREN

- Wir atmen tief aus und wieder ein und beobachten hierbei unseren Atem, bis wir anfangen die innere Ruhe zu fühlen

- Wir stellen uns wieder vor, dass von unserem Wurzelchakra aus lange energetische Wurzeln in den Boden hineinwachsen, und dass so eine tiefe Verbindung mit der Erde entsteht. Wir fühlen die davon ausgehende Kraft und den Halt
- Diese Vorstellung behalten wir uns solange im Kopf, bis wir das Gefühl von Standfestigkeit und Verwurzlung erhalten
- Wir werden uns schließlich wieder bewusst, dass das gesamte Universum, uns eingeschlossen, aus Licht und Energie besteht
- Wir spüren die Energie unseres Wurzelchakras und lassen alle Gefühle und Empfindungen zu
- Wir stellen uns vor, dass die Urkraft der Erde beim Einatmen in unseren Beckenboden fließt und dort zu einem tiefroten Licht immer weiter ausdehnt
- Wir lassen in diesem Bereich alle Anspannungen los, wenn wir ausatmen
- Dies wiederholen wir, bis wir ein Gefühl von Leichtigkeit bekommen
- Wir lassen die Energie von unserem Wurzelchakra über die folgenden Chakren bis zu unserem Stirnchakra fließen

WIR ATMEN IN UNSER STIRNCHAKRA

- Während wir atmen, dehnt sich das Licht in unserem Wurzelchakra zu einer tiefroten Lichtkugel und in unserem Stirnchakra zu einer blauen Lichtkugel aus
- Unsere Chakren fangen an, von innen hell zu erleuchten und zu strahlen, wir fühlen die feinen Nuancen, die von der Energie ausgehen
- Wir spüren, wie sich unsere Chakren immer weiter und weiter ausdehnen

WIR SCHLIEßEN DIE MEDITATION AB

- Haben wir das Gefühl, die größtmögliche Ausdehnung erreicht zu haben, beenden wir die Meditation
- Wir legen nun wieder unsere Hände im Bereich unseres Herzens ab, wir spüren die dortige Energie und danken dem Universum
- Wir öffnen schließlich langsam und behutsam unsere Augen und werden uns unserer Umgebung wieder bewusst

STIRNCHAKRA – EINSATZ VON MUDRA, MANTRA UND KLANGSCHALEN

- Dauer: etwa 5-10 Minuten
- Bei dieser Meditation verwenden wir das Mudra des Stirnchakras. Hierfür berühren unsere Daumen den Mittelfinger an den Spitzen. Die anderen Finger berühren sich an den Fingergliedern.
- Wir lenken unsere Aufmerksamkeit auf die Position des Stirnchakras
- Wir atmen durch den Mund tief ein und summen beim Ausatmen den Klang „KSHAM". Dies wiederholen wir um die 15-20 Mal
- Wir fühlen, wie sich unser Stirn- und Wurzelchakra mit Licht füllen und sich immer weiter und weiter ausdehnen
- Dies machen wir um die 5-10 Minuten, dann öffnen wir langsamen und behutsam unsere Augen und werden uns wieder unserer Umgebung bewusst
- Für eine verbesserte Konzentration und einer guten Unterstützung der Meditation können wir Klangschalen verwenden

Meditation des Kronenchakras

Das siebte und letzte Chakra stellt das Kronenchakra dar. Dieses Chakra steht zum einen für die göttliche Verbindung und zum anderen für die Vereinigung, damit wir das Licht auf Erden auffinden. Der Unterschied zu den anderen Chakren besteht allerdings darin, dass es nicht wie bei den anderen Chakren allein durch die Meditation aktiviert und geöffnet werden kann. Die Öffnung erreichen wir dann, sobald wir eine bestimmte Bewusstseinsebene durch die Aktivierung der Kundalini, durch den Akt der Gnade, erreicht haben. Als Kundalini wird eine ätherische Kraft in uns Menschen bezeichnet, die sich bei jedem unter uns im untersten Chakra also dem Wurzelchakra befindet. Haben wir also unser Kronenchakra aktiviert, ist vor allem die Meditation mit diesem besonderem Energiezentrum von größter Bedeutung und absolut empfehlenswert. Bei den vorherigen Chakra-Meditationen spielt es doch eher eine untergeordnete Rolle. Doch so besteht die Hauptaufgabe der Meditation des siebten Hauptchakras eher darin, dass wir unsere göttliche Bestimmung und die Verbindung unserer Seele, sowie unserem eigenen Körper hier auf der Erde bewusst und ebenso unterbewusst annehmen und erfüllen werden.

SO KÖNNEN WIR DAS KRONENCHAKRA AKTIVIEREN

Hierfür gehen wir wieder an einen Ort, an dem wir uns wohlfühlen und nicht gestört werden. Wir setzen uns in den Schneider- oder Lotussitz und entspannen unseren Körper. Wir atmen tief ein und wieder aus.

- Unsere Aufmerksamkeit richten wir langsam und behutsam auf den Sitz unseres Kronenchakras
- Wir stellen uns vor, wir würden durch ein Fenster auf die schöne Morgensonne schauen, das Zimmer, in dem wir uns befinden, stellt unseren Körper und das Fenster unser Kronenchakra dar

- Durch unser Fenster, das Kronenchakra, fällt klares leichtes Licht. Es fällt in uns hinein, in unseren Körper. Es kommt ein angenehmes und beruhigendes Gefühl auf, unsere Gefühle und Gedanken werden beruhigt, uns wird Klarheit und die Harmonie verliehen
- Wir lassen immer mehr und mehr los, wir entspannen uns tief in das in uns strahlende Licht hinein, es füllt uns aus und strahlt
- Es lösen sich alle Spannungen und es kommt ein Gefühl der Befreiung und der Heilung auf
- Wir verharren einige Minuten in diesem Bewusstsein und bei diesen Gefühlen
- Wir reiben unsere Handflächen aufeinander und reiben diese uns ins Gesicht, wir entspannen unsere Gesichtsmuskeln
- Wir beugen uns so weit vor, bis unsere Stirn mit dem Boden in Berührung kommt, wir legen unsere Arme locker und entspannt neben unseren Kopf auf den Boden. Wir entspannen unser Gesicht und unseren Kopf soweit es geht
- Wir richten uns langsam und behutsam wieder auf. Sobald es sich für uns gut anfühlt, öffnen wir unsere Augen

SO ÖFFNEN, STÄRKEN UND HEILEN WIR UNSER KRONENCHAKRA

Wir begeben uns nun das letzte Mal an einen schönen Ort, an dem wir uns wohl fühlen und wo wir uns entspannen können. Wir setzen uns in den Schneider- oder Lotusblüten sitz und legen unsere Handflächen auf den Knien ab. Wir atmen nun dreimal tief aus und wieder ein, für den optimalen Energiefluss achten wir stets auf eine gerade Sitzhaltung.

WIR KONZENTRIEREN UNS AUF DAS KRO-NENCHAKRA

- In unseren Vorstellungen wachsen wieder lange Wurzeln in den Boden, durch die wir eine feste Verbindung zu der Erde bekommen, wir fühlen die Kraft und den Halt, der hiervon ausgeht
- Diese Vorstellung behalten wir uns im Kopf, bis wir ein tiefes Gefühl der Standfestigkeit und der Verwurzlung erreicht haben

SO ATMEN WIR IN UNSER KRONENCHAKRA

- Unsere Aufmerksamkeit richtet sich ausschließlich auf den Sitz unseres Kronenchakras, auf unserem Scheitel. Wir atmen bewusst und tief durch unsere Nase ein. Hierbei stellen wir uns vor, dass die Energie in uns hochströmt und beim Ausatmen wieder nach unten hin abfließt
- Wir werden uns wieder bewusst, dass alles, uns eingeschlossen, aus Licht und Energie besteht
- Wir atmen reines und weißes Licht durch unser Wurzelchakra, das Sakralchakra, zu unserem Solarplexuschakra, hin zu unserem Herz- und Halschakra bis schließlich zu unserem Kronenchakra
- Dieses Licht fließt, sobald wir ausatmen, durch unser Feld an das Universum zurück
- Wir spüren, wie sich unsere unteren Chakren mit Licht füllen und das Licht immer an das jeweilige nächste weitergeleitet wird, bis es schließlich unser Kronenchakra erreicht hat und sich immer weiter und weiter ausdehnt

WIR SCHLIEßEN DIE MEDITATION AB

- Haben wir das Gefühl, dass die maximale Ausdehnung erreicht ist, beenden wir die Meditation
- Wir legen unsere Hände wieder auf unserer Brust ab und danken dem Universum

- Wir öffnen langsam und behutsam in einer für uns angenehmen Zeit unsere Augen und werden uns unserer Umgebung bewusst

KRONENCHAKRA – EINSATZ VON MUDRA, MANTRA UND KLANGSCHALEN

- Für die Kronenchakra-Meditation verwenden wir das Mudra dieses Chakras. Hierfür verschränken wir unsere Hände, die eine Handfläche liegt auf der anderen und unsere Daumen zeigen auf uns. Nun strecken wir unsere Ringfinger nach oben, diese berühren sich
- Unsere volle Aufmerksamkeit richtet sich auf den Sitz des Chakras, wir atmen tief durch die Nase ein und summen beim Ausatmen den Klang „OM". Dies wiederholen wir 15-20 Mal, wir stellen uns dabei vor, wie beim Einatmen die Energie in uns empor strömt und beim Ausatmen die Energie wieder nach unten fließt
- Für eine bessere Entspannung und Unterstützung eignen sich Klangschalen

SENSIBILISIERUNG UNSERES KRONENCHAKRAS

Diese Anwendung besitzt keinen direkten Einfluss auf unser Kronenchakra. Es kann allerdings zur dortigen Entspannung beitragen und so indirekt unser Kronenchakra beeinflussen.
Hierfür können wir morgens 1-2 Liter lauwarmes Wasser über unseren Kopf, den Sitz des Kronenchakras, fließen lassen. Ideal hierfür ist ein Krug. Wir entspannen uns, das Wasser läuft langsam unseren Kopf hinab, wir entspannen uns in das Gefühl des Wassers hinein.

Erkenntnisse der Quantenmediziner

Quantenmediziner werden die Physiker genannt, die sich mit den Schwingungsmustern des menschlichen Körpers beschäftigen und neue Möglichkeiten für Heilung zu suchen. Diese Quantenmediziner haben bereits etwas sehr Interessantes herausgefunden. So haben sie entdeckt, dass es durchaus bei gewissen physiologischen Systemen unseres Körpers Entsprechungen zu den Bereichen der Meridianpunkte, gibt.

Was wir für uns aus diesem Buch mitnehmen können

N achdem wir uns nun mit den Chakren und deren Eigenschaften sowie dem Hintergrund der Chakren beschäftigt haben, wissen wir, wofür die einzelnen Chakren stehen. Welche Erfahrungsebene und welches Energiefeld sie einnehmen. Wir wissen auch, welche Probleme blockierte Chakren hervorrufen und wie sie sich verhalten, wenn sie wieder geheilt und geöffnet sind. Ebenso ist uns nun bekannt, dass die Arbeit mit den Chakren durchaus möglich ist und Erfolge in diesem Bereich kein „Hexenwerk" sind, sondern Energiearbeit. Etwas was real ist.

Wir sollten uns daher vor Augen führen, dass selbst vor tausenden Jahren, diese Methoden schon bekannt waren und ebenso durchgeführt wurden und seither angewandt werden. Wir sollten es alle selbst ausprobieren und den außerordentlich positiven Nutzen der Chakraarbeit für uns verwenden. Wir kennen den Einfluss, den Fremdenergien auf uns ausüben können und wissen ebenso, wie wir verhindern, dass diese zu einer Blockade der Chakren werden. Wir wissen außerdem, dass auch noch andere Dinge auf uns und unsere Chakren Einfluss nehmen.

Die Chakren sitzen an den Ballungspunkten unseres vegetativen Nervensystems, von denen lebensnotwendige Funktionen gesteuert werden. Da die Chakren außerdem die umgewandelte Energie durch unseren Körper leitet, wird so auf diesem Wege wichtige Funktionen unseres Körpers reguliert und beeinflusst. Wie auch bei so vielen anderen körperlichen und seelischen Problemen spielt auch hier wieder Stress und Müdigkeit eine große Rolle. Jeder von uns sollte auf sein Stresslevel achten und versuchen, die Stressresistenz zu steigern. Wir sollten ebenso auf ausreichend Schlaf achten. Schlafmangel und chronischer Stress stehen vor allem in der heutigen Zeit an der Tagesordnung.

Wir sollten also anfangen, tief in uns zu horchen, zu entspannen und zu überprüfen, ob unsere Chakren geöffnet oder verschlossen sind. Die Meditation eignet sich, in der Kombination mit unterstützenden Ansätzen wie dem der Klänge, der Heilsteine oder des Räucherns am besten, um unser Chakrensystem in Balance zu halten. Wir sollten also regelmäßig meditieren, um wieder zu unserem Bewusstsein zu gelangen. Vor allem für die Anfänger unter uns sei gesagt, bleibt am Ball. Auch in der Meditation ist es so, dass man nicht gleich von Anfang an den Erfolg erzielt, den wir erzielen wollen. Auch dies ist eine Entwicklung, die wir durchmachen müssen. Doch nur wer anfängt, erreicht auch einen gut entwickelten Bewusstseinszustand und ausgeglichene Chakren.

Impressum

Vertreten durch: Vital Experts

Kontakt: Stefan Mähleke / Osterstraße 5 / 30890 Barsinghausen

Coverfoto: AR

Haftungsausschluss:
Die Nutzung dieses E-Books und die Umsetzung der enthaltenen Informationen, Anleitungen und Strategien erfolgt auf eigenes Risiko. Der Autor kann für etwaige Schäden jeglicher Art aus keinem Rechtsgrund eine Haftung übernehmen. Haftungsansprüche gegen den Autor für Schäden materieller oder ideeller Art, die durch die Nutzung oder Nichtnutzung der Informationen bzw. durch die Nutzung fehlerhafter und/oder unvollständiger Informationen verursacht wurden, sind grundsätzlich ausgeschlossen. Rechts- und Schadensersatzansprüche sind daher ausgeschlossen. Dieses Werk wurde sorgfältig erarbeitet und niedergeschrieben. Der Autor übernimmt jedoch keinerlei Gewähr für die Aktualität, Vollständigkeit und Qualität der Informationen. Druckfehler und Falschinformationen können nicht vollständig ausgeschlossen werden. Es kann keine juristische Verantwortung sowie Haftung in irgendeiner Form für fehlerhafte Angaben vom Autor übernommen werden.

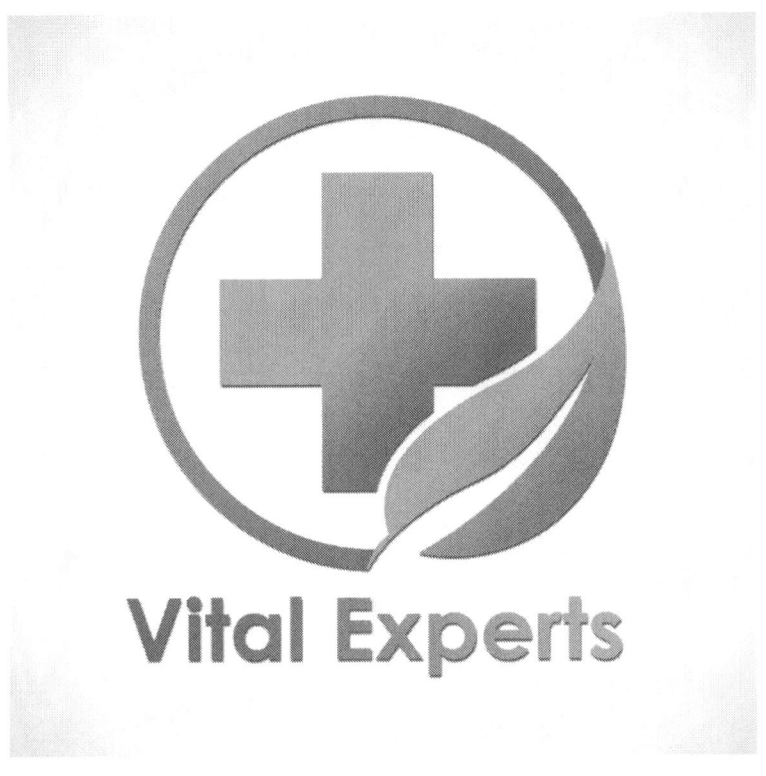

Printed in Poland
by Amazon Fulfillment
Poland Sp. z o.o., Wrocław